高职高专药学类专业实训教材

药事管理与法规实训

（第2版）

主　编　杨冬梅　何晓丽

副主编　龙全江　孙加燕　清尧龙

编　者（以姓氏笔画为序）

龙全江（安徽中医药高等专科学校）

孙加燕（安庆医药高等专科学校）

刘　俊（安徽省第二人民医院）

何晓丽（合肥职业技术学院）

张琳琳（山东中医药高等专科学校）

杨冬梅（安徽医学高等专科学校）

郐枝花（安徽医学高等专科学校）

清尧龙（毕节医学高等专科学校）

蔡聪艺（泉州医学高等专科学校）

东南大学出版社
SOUTHEAST UNIVERSITY PRESS
·南京·

图书在版编目(CIP)数据

药事管理与法规实训 / 杨冬梅,何晓丽主编. —2
版. —南京:东南大学出版社,2020.6
高职高专药学类专业实训教材
ISBN 978-7-5641-8907-5

Ⅰ. ①药… Ⅱ. ①杨… ②何… Ⅲ. ①药政管理-高
等职业教育-教材②药事法规-高等职业教育-教材
Ⅳ. ①R95

中国版本图书馆 CIP 数据核字(2020)第 086413 号

药事管理与法规实训(第 2 版)

出版发行	东南大学出版社
出 版 人	江建中
责任编辑	胡中正
社　　址	南京市四牌楼 2 号
邮　　编	210096
经　　销	江苏省新华书店
印　　刷	兴化印刷有限责任公司
开　　本	787 mm×1 092 mm　1/16
印　　张	11.5
字　　数	270 千字
版　　次	2020 年 6 月第 2 版
印　　次	2020 年 6 月第 1 次印刷
书　　号	ISBN 978-7-5641-8907-5
定　　价	32.00 元

* 本社图书若有印装质量问题,请直接与营销部联系,电话:025—83791830。

前　言

　　《药事管理与法规》是高职高专教育药学类、食品药品管理类、药品制造类专业必修的一门重要的专业课程,课程主要内容包括药事组织、药品监督管理、药品注册、生产、经营、使用、信息、价格和广告等方面的管理。目前《药事管理与法规》公开出版的实训教材较少,理论教材中有关实训实践项目有限,实训项目可供选择性不高,学时偏少,且缺少具体的实践考核标准,基于上述情况,我们在 2013 年 6 月编写了第 1 版《药事管理与法规实训》教材,教材包括实训目标、实训内容、知识拓展、实训考核评分标准等模块,实训内容包含实训目的、实训相关知识、实训所需和实训要点等。

　　鉴于近年来我国药事管理与法规政策变化较大,为保证教材时效性,第 2 版实训教材在第 1 版《药事管理与法规实训》教材的基础上,紧跟当前药事管理的法律法规,以《中华人民共和国药品管理法》(2019 年修订)、《药品生产质量管理规范》(2010 年版)、《药品经营质量管理规范》(2016 年版)、《药品经营许可证管理办法》(2017 年版)、《执业药师职业资格制度规定和执业药师职业资格考试实施办法》(2019 年)以及其他相关法律法规为依据,结合药品行业工作岗位需求进行编写和完善。

　　为了更好地体现高职高专教育特点和专业培养目标的需求,切实满足岗位需要、教学需要和社会需要的教学特点,第 2 版实训教材增加了药品召回、执业药师现状调研、门诊药品调配、静脉用药集中调配、药品不良反应/事件报告表填写五个实训项目,连同总结药事管理事件、参观药事机构、药品注册申报、药品分类管理、药品召回、编写《药讯》、处方点评、主题演讲、药品标签和说明书实例讨论、药品广告批准文号的审批、药品标识物调研和药品典型案例评析共计 17 个实训项目 38 个学时。调整后的实践(实训)内容基本涵盖了《药事管理与法规》各知识模块实践内容,更加突出职业能力的培养,以强化职业能力培养为原则,侧重专业知识的应用,实践训练着重培养学生分析问题和解决问题的能力,注重培养学生的基本技能。

　　参加本教材编写的人员有杨冬梅(实训五、实训八、实训九)、何晓丽(实训一、实训十三)、龙全江(实训二、实训四)、孙加燕(实训七、实训十六)、清尧龙(实训三、实训六)、张琳琳(实训十七)、郏枝花(实训十四、实训十五)、刘俊(实训十、实训十一)、蔡聪艺(实训十二)。

本实训教材供全国高职高专药学类、食品药品管理类、药品制造类专业使用，各学校可根据专业培养目标、专业知识结构需要、职业技能要求及学校教学条件自行调整或选择实训项目。

本教材编写得到各位编者单位领导的大力支持，编写过程中，安徽省食品药品审评认证中心研究员张毅做了悉心指导，安徽省第二人民医院药学部的副主任药师刘俊做了大量的具体工作，在此一并致谢！

我国药事管理与法规处于快速发展中，由于时间仓促，编者水平有限，教材内容难免有不足之处，恳请广大师生批评指正！

杨冬梅

2020 年 3 月

目录

实训一 总结上一年度我国药事管理工作重大事件

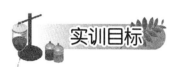

实训目标

1. 掌握药事管理工作重大事件收集方法和信息来源渠道。
2. 学会整理总结我国药事管理工作的成绩及重大事件。
3. 了解药事管理工作重大事件的评论。

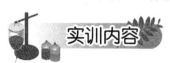

实训内容

一、实训目的

结合"我国药事管理学课程的研究内容",选取药事管理与法规某一方面的内容,如药品生产管理、药品经营管理、药品说明书管理、药品广告管理、药品注册管理和药事管理法规建设等,通过收集、整理、分析相关资料,了解在过去一年里,药事管理领域发生的重大事件。

实训侧重于总结与药事管理工作息息相关的重大事件并进行简要评论,学生通过本次实训的各个环节,查找资料、分析资料、撰写总结和现场陈述,可以全面、系统地了解药事管理各行业情况,同时锻炼学生勤于总结、善于思考的能力,进而提高学生的专业素养,为今后工作中更加正确认识药学工作奠定专业基础。

二、实训相关知识

(一)药事管理典型事件示例

1. 事件一:新版《进口药材管理办法》发布 进口药材在充实国内药材资源、保障人民群众用药需求方面发挥了重要作用,为加强进口药材监督管理,保证进口药材质量,2019年5月16日,国家市场监督管理总局令第9号公布了《进口药材管理办法》(以下简称《办法》),根据《中华人民共和国药品管理法》《中华人民共和国药品管理法实施条例》等法律、行政法规制定本

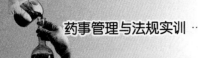

法,此次修订是持续深化"放管服"改革、加强药品质量安全监管的必要之举。

《办法》2019年4月28日经国家市场监督管理总局第8次局务会议审议通过,自2020年1月1日起实施,原《进口药材管理办法(试行)》同时废止。《办法》共7章35条,在进口药材管理上,首次进口和非首次进口药材实施分类管理。

《办法》鼓励进口,体现互联互通精神,取消了"允许药材进口的边境口岸,只能进口该口岸周边国家或者地区所产药材"的限定,落实"一带一路"倡议;落实"四个最严"要求,严格药材执行标准;深化"放管服"改革,实施分类管理。将首次进口药材的审批委托至申请人所在地省级药品监督管理部门,调整至省级药品检验机构;同时加强事中事后监管,强化溯源管理。进一步明确进口药材须经口岸检验合格后,方可上市销售使用的要求,要求药材进口申请受理、审批结果、有关违法违规的情形及其处罚结果应当在国家药品监督管理部门网站公开。

2. 事件二:疫苗事件及《中华人民共和国疫苗管理法》发布 2017年11月,长春长生生物科技有限公司和武汉生物制品研究所有限责任公司生产的各一批次共计65万余支百白破疫苗效价指标不符合标准规定,被国家药品监督管理局(原国家食品药品监督管理总局,以下简称国家药监局)责令企业查明流向,并要求立即停止使用不合格产品。

2018年7月15日,长春长生生物科技有限公司冻干人用狂犬病疫苗生产存在记录造假等行为。2018年7月16日,长生生物发布公告,表示正对有效期内所有批次的冻干人用狂犬病疫苗全部实施召回。7月19日,长生生物公告称,收到"吉林省食品药品监督管理局行政处罚决定书"。2018年7月22日,国家药监局负责人通报长春长生生物科技有限责任公司违法违规生产冻干人用狂犬病疫苗案有关情况。经查明,企业编造生产记录和产品检验记录,随意变更工艺参数和设备。

上述行为严重违反了《中华人民共和国药品管理法》和《药品生产质量管理规范》有关规定,国家药监局已责令企业停止生产,收回药品GMP证书,召回尚未使用的狂犬病疫苗。国家药监局会同吉林省食药监局已对企业立案调查,涉嫌犯罪的移送公安机关追究刑事责任。2018年7月24日,吉林省纪委监委启动对长春长生生物疫苗案件腐败问题调查追责。2018年10月16日,国家药监局和吉林省食药监局分别对长春长生公司作出多项行政处罚。

为了加强疫苗管理,保证疫苗质量和供应,规范预防接种,促进疫苗行业发展,保障公众健康,维护公共卫生安全,制定了《中华人民共和国疫苗管理法》,2019年6月29日,十三届全国人大常委会第十一次会议表决通过了《中华人民共和国疫苗管理法》,于2019年12月1日开始施行。

3. 事件三:新修订《中华人民共和国药品管理法》发布 《中华人民共和国药品管理法》(以下简称《药品管理法》)是以药品监督管理为中心内容,深入论述了药品评审与质量检验、医疗器械监督管理、药品生产经营管理、药品使用与安全监督管理、医院药学标准化管理、药品稽查管理、药品集中招投标采购管理,对医药卫生事业的发展具有科学的指导意义。

1984年9月20日,该法经第六届全国人民代表大会常务委员会第七次会议通过,自1985年7月1日起施行。现行版本为2015年4月24日十二届全国人大常委会第十四次会议修改。

2019年8月26日,新修订的《中华人民共和国药品管理法》经十三届全国人大常委会第十二次会议表决通过,于2019年12月1日起施行。本次修订是自1984年颁布以来的第二次大修订。

新修订的《药品管理法》共计12章155条,对药品研制、注册、药品上市许可持有人、药品生产和经营、医疗机构药事管理、药品上市后管理、药品价格和广告、药品储备和供应、监督管理和法律责任等方面进行了明确规定。新修订的《药品管理法》重新划定了网络禁售的药品范围,处方药可以在电商平台进行购买。此次修订就假药的范畴进行了新的定义,国内未批的进口境外合法新药不再按假药论处。

新修订的《药品管理法》全程贯穿了"四个最严"要求,将风险管理理念贯穿于药品研制、生产、经营、使用、上市后管理等各个环节,发挥法律的最高权威作用,再次巩固公众用药安全制度。

4. 事件四:国务院发布《医疗器械监督管理条例》　《医疗器械监督管理条例》(以下简称《条例》)(国务院令第650号)是为了保证医疗器械的安全、有效,保障人体健康和生命安全制定。于2014年2月12日国务院第39次常务会议修订通过,由国务院于2014年3月7日发布,自2014年6月1日起施行。

《条例》明确提出国家鼓励医疗器械的研究与创新,促进医疗器械新技术的推广和应用,推动医疗器械产业的发展。从优化审评审批、减轻企业负担、鼓励创新等角度进行了一系列具体制度设计,为促进医疗器械产业发展、鼓励企业做大做强提供了有力的法律依据和政策基础。《条例》科学设计医疗器械分类管理制度、强化医疗器械审评审批制度改革、进一步明确中央和地方事权划分、鼓励科研创新、严惩违法行为、注重全程治理,加强事中、事后监管,赏罚并重。

(二)查阅资料

充分利用专业期刊、报纸、网站等资源,如《医药导报》《中国药事》撷取相关信息。网络资料应注意其信息的真实性,比较常用的国内医药学网站有国家药品监督管理局、中华人民共和国国家医疗保障局、中华医学会、丁香园等。也可以从国外医药学期刊、网站翻译一些前沿知识,或者国外指南性质的文献等。

(三)归纳、总结和陈述

利用检索工具,按照一定的步骤和方法查找文献信息后,对原始资料根据真实性原则、准确性原则、完整性原则和标准性原则进行质量上的评价和核实,并进行初步的筛选和取舍。整理出来的资料根据不同类型、不同观点进行分类分组,脉络分明,条理清晰,最后形成提纲并进行整合,不断地加以补充和完善,最终形成自己的陈述论文。

三、实训所需

1. 网络资源　中华人民共和国中央人民政府、国家药品监督管理局、国家医疗保障局等网站。

2. 专业刊物　《中国药事》《医药经济报》《中国医药报》和《健康报》等专业期刊及报纸。

3. 硬件设备　计算机、打印机等。

四、实训要点

(一) 实训安排

1. 班级分组　每组 5 人左右并进行分工。

2. 查阅资料　充分利用专业期刊、报纸、网络等资源，查阅相关文献、网页、期刊及报纸，收集资料。

3. 整理、分析、总结　收集事件信息，并制作成 PPT，内容包括事件简介、简要点评和适当插图或视频。

4. 召开班级讨论会　每组选派 1 名同学做现场陈述。

5. 班级互动　参会同学自由提问，小组团队协作解答。

6. 老师点评。

7. 实训考核　总结上一年度我国药事管理工作重大事件，实训考核见表 1-1。

(二) 实训注意

1. 撰写总结　应本着实事求是的态度分析、评价药事管理事件，并要求详略得当，突出重点。把那些既能显示主题特点又有一定普遍性的材料作为重点选用。

2. PPT 制作　要求适当选用简短视频和图片，现场报告要做到结合图片讨论事件。

(三) 实训流程

总结上一年度我国药事管理工作重大事件实训流程如图 1-1 所示。

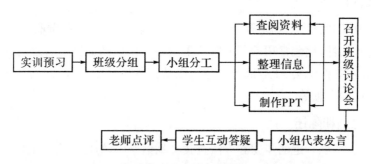

图 1-1　总结上一年度我国药事管理工作重大事件实训流程图

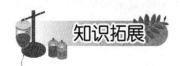

从"疫苗事件"看药品召回

药品召回是指按照规定的程序收回已上市销售的存在安全隐患的药品。有下列情况发生

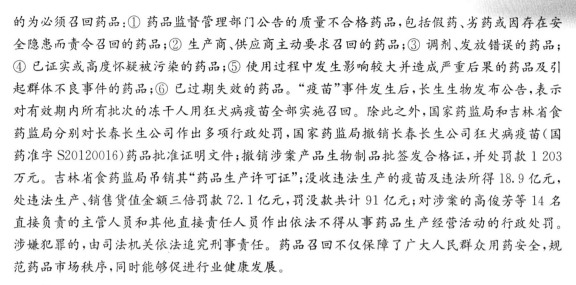

的为必须召回药品：① 药品监督管理部门公告的质量不合格药品,包括假药、劣药或因存在安全隐患而责令召回的药品；② 生产商、供应商主动要求召回的药品；③ 调剂、发放错误的药品；④ 已证实或高度怀疑被污染的药品；⑤ 使用过程中发生影响较大并造成严重后果的药品及引起群体不良事件的药品；⑥ 已过期失效的药品。"疫苗"事件发生后,长生生物发布公告,表示对有效期内所有批次的冻干人用狂犬病疫苗全部实施召回。除此之外,国家药监局和吉林省食药监局分别对长春长生公司作出多项行政处罚,国家药监局撤销长春长生公司狂犬病疫苗(国药准字 S20120016)药品批准证明文件；撤销涉案产品生物制品批签发合格证,并处罚款 1 203 万元。吉林省食药监局吊销其"药品生产许可证"；没收违法生产的疫苗及违法所得 18.9 亿元,处违法生产、销售货值金额三倍罚款 72.1 亿元,罚没款共计 91 亿元；对涉案的高俊芳等 14 名直接负责的主管人员和其他直接责任人员作出依法不得从事药品生产经营活动的行政处罚。涉嫌犯罪的,由司法机关依法追究刑事责任。药品召回不仅保障了广大人民群众用药安全,规范药品市场秩序,同时能够促进行业健康发展。

 思考题

1. 药事管理学课程内容包括哪些方面?

2. 药事管理事件可以从哪些渠道获得?

3. 总结药事管理事件意义何在?

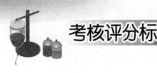

考核评分标准

表1-1　总结上一年度我国药事管理工作重大事件实训考核评分表

班级：　　　　　姓名：　　　　　学号：　　　　　得分：

项　目	分值	实训考核指标	得分及扣分依据
前言 （10分）	5	概述	
	5	主题清晰	
PPT内容 （60分）	10	内容具有代表性，涉及药事管理不同领域	
	10	制作美观，适当插入视频或图片	
	10	事件简介	
	10	评论与思考	
	10	年度事件的总结	
	10	事件来源真实、准确、有标注	
现场报告 （30分）	10	语言表达清晰、准确	
	20	参会同学自由提问，小组成员能正确解答问题	
总　分			

监考教师：　　　　　　　　　　　　　　考核时间：

（何晓丽）

实训二　参观药品监督管理部门或药品检验机构

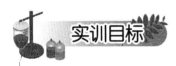

1. 掌握药品监督或检验机构的组织机构及各组织机构的主要工作职责。
2. 了解药品监督或检验机构的主要工作内容和任务。

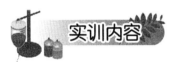

一、实训目的

通过对所在地区药品监督或检验机构的实地参观,熟悉其内部的组织机构及其工作职责,使学生加深理解课堂教学的内容。

二、实训相关知识

(一)省、自治区、直辖市及以下药品监督管理行政机构

2019 年 8 月 26 日,中华人民共和国第十三届全国人民代表大会常务委员会第十二次会议新修订通过了《中华人民共和国药品管理法》,明确省、自治区、直辖市人民政府药品监督管理部门负责本行政区域内的药品监督管理工作。设区的市级、县级人民政府承担药品监督管理职责的部门(即药品监督管理部门)负责本行政区域内的药品监督管理工作。县级以上地方人民政府有关部门在各自职责范围内负责与药品有关的监督管理工作。

(二)省、自治区、直辖市及以下药品监督管理的技术机构

药品检验机构为同级药品监督管理机构的直属事业单位,承担依法实施药品审批和药品质量监督检验所需的药品检验工作。省级药品监督管理部门设置食品药品检验研究院,市级设置食品药品检验中心。药品检验机构主要负责本行政区的药品检验工作。

省、自治区、直辖市药品检验所业务技术科室一般设有业务技术管理室、质量管理室、化学

药品室、中药室、化妆品检测室、抗生素室、药理室、生化室、药品标准室、仪器分析室等。

药品检验所业务技术科室部分设备仪器如图2-1～图2-5所示。

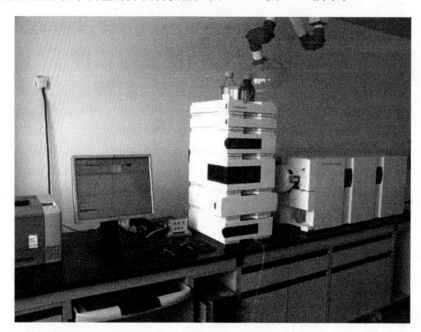

图2-1　液相色谱—质谱联用仪

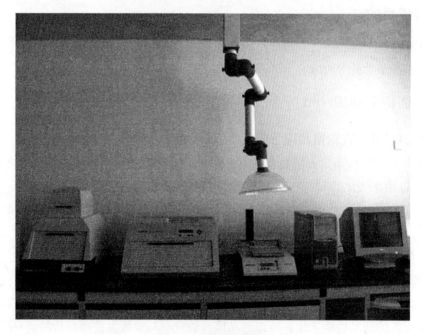

图2-2　薄层扫描仪

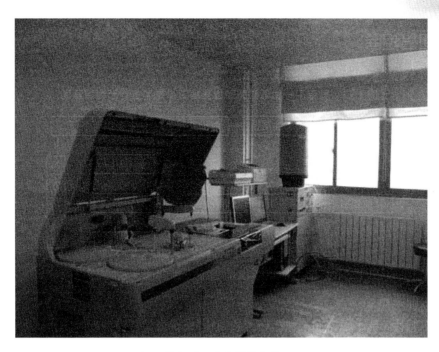

图 2-3 全自动生化仪

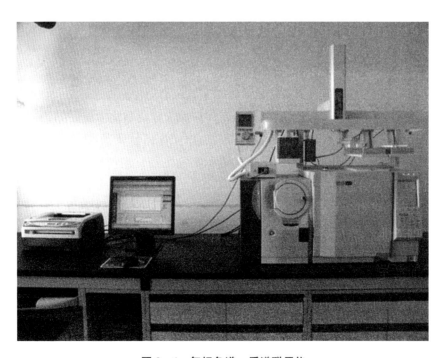

图 2-4 气相色谱—质谱联用仪

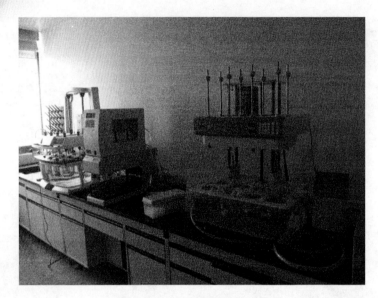

图 2-5　全自动取样溶出度仪

（三）省级药品监督管理局主要职责

1. 负责药品（含中药、民族药，下同）、医疗器械和化妆品安全监督管理。贯彻执行国家药品、医疗器械和化妆品法律法规以及鼓励药品、医疗器械和化妆品新技术新产品的管理与服务政策。拟订全省监督管理政策规划，组织起草相关地方性法规、规章草案，并组织实施。

2. 负责监督实施国家药品、医疗器械和化妆品标准，制定完善中药材地方标准，组织落实分类管理制度。配合实施国家基本药物制度。

3. 依职责承担药品、医疗器械和化妆品注册备案工作，组织实施药品、医疗器械和化妆品生产许可备案工作。严格上市审评审批，完善审评审批服务便利化措施，并组织实施。

4. 负责药品、医疗器械和化妆品质量管理。监督实施国家研制、生产质量管理规范，依职责监督和指导实施经营、使用质量管理规范。组织实施中药材生产质量管理规范、中药饮片炮制规范。依法实施中药品种保护制度。

5. 负责药品、医疗器械和化妆品上市后风险管理。建立健全全省药品不良反应、医疗器械不良事件、化妆品不良反应和药物滥用监测体系，并开展监测、评价和处置工作。依法承担药品、医疗器械和化妆品安全应急管理工作。

6. 承担执业药师注册管理工作。

7. 负责组织指导药品、医疗器械和化妆品监督检查。贯彻落实国家检查制度，依法查处药品、医疗器械和化妆品生产环节和药品批发、零售连锁总部、互联网销售第三方平台的违法行为，依职责组织指导查处药品零售、医疗器械经营、化妆品经营和药品、医疗器械使用环节的违法行为，并对重大安全违法案件进行稽查，规范行政执法行为。

8. 组织开展药品、医疗器械和化妆品安全宣传、教育培训、国际交流与合作。推进诚信体系建设。

9. 负责指导市县药品监督管理工作。推动落实药品、医疗器械和化妆品安全企业主体责任,监督市县履行党政同责,组织实施药品、医疗器械和化妆品安全考核。

10. 推进全省药品、医疗器械和化妆品安全监管信息化建设。负责制定药品、医疗器械和化妆品的安全科技发展规划并组织实施,推动检验检测体系、电子监管追溯体系和信息化建设。完善全省药品、医疗器械和化妆品安全信息统一公布制度和重大信息直报制度,公布重大安全信息。

11. 完成省委、省政府交办的其他工作。

(四)省级药品检验机构主要职责

1. 依法承担实施药品审批和质量监督检查所需的检验工作。

2. 承担对辖区药品的注册检验、委托检验、监督抽查检验、复验仲裁、技术咨询。

3. 承担药品检测方法的实验研究和有关的科研工作以及部分国家药品标准的起草、修订、复核等工作。

4. 承担中国食品药品检定研究院下达的标准品、对照品协作标定任务。

5. 承担基层企事业单位有关人员的技术进修、业务培训和医药院校的毕业生实习工作。

6. 执行药品监督管理部门交办的有关药品、医疗器械、药包材监督检验及其他有关工作。

三、实训所需

1. 实训场所　所在地药品监督管理机构或药品检验机构。

2. 网络资源　国家卫生健康委员会、国家药品监督管理局、中国食品药品检定研究院、地方药品监督管理机构或药品检验机构等网站。

3. 硬件设备　计算机、打印机等。

四、实训要点

(一)实训安排

1. 实地参观　参观药品监督管理机构或药品检验机构,听取工作人员的介绍,熟悉药品监督或检验机构的组成及各部门的主要工作内容。

2. 绘制框架图　绘制药品监督或检验机构组织机构框架图,并总结各部门的主要工作职责。

3. 撰写参观小结　参观结束,每人完成一篇 1 000～2 000 字的参观小结。小结内容包括:参观时间、单位名称、参观单位基本情况简介;概括三个相关部门的工作职责;对理论知识和实践认识进行比较、分析。

4. 实训考核　参观药品监督管理机构或药品检验机构实训考核见表 2－1。

(二)实训注意

1. 参观前复习药事组织中药品监督管理部门及药品技术监督机构的相关专业内容。

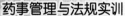

2. 通过参观学习,把握药品监督或检验机构的主要职责。

(三) 实训流程

参观药品监督管理部门或药品检验机构实训流程如图2-6所示。

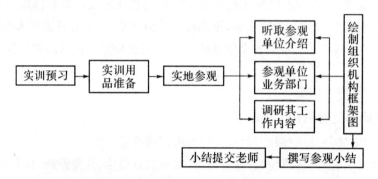

图2-6 参观药品监督管理部门或药品检验机构实训流程图

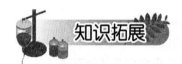

国家药品监督管理局的历史沿革

1998年3月,我国在原国家医药管理局基础上,组建国家药品监督管理局,成为国务院直属机构。

2003年5月,在原国家药品监督管理局的基础上,组建国家食品药品监督管理局,直属国务院领导,主持全国药品监督管理工作。

2008年7月10日,国务院办公厅发布《关于印发国家食品药品监督管理局主要职责内设机构和人员编制规定的通知》(国办发〔2008〕100号文),该通知规定:设立国家食品药品监督管理局(副部级)为卫生部管理的国家局。

2013年根据十二届全国人大一次会议通过的《国务院机构改革和职能转变方案》,将食品安全办的职责、食品药品监管局的职责、质检总局的生产环节食品安全监督管理职责、工商总局的流通环节食品安全监督管理职责整合,组建国家食品药品监督管理总局。2013年3月22日国家食品药品监督管理总局正式挂牌,主要职责是对生产、流通、消费环节的食品安全和药品的安全性、有效性实施统一监督管理等。

2018年3月13日,十三届全国人大一次会议审议国务院机构改革方案,组建国家市场监督管理总局,不再保留国家食品药品监督管理总局。因此,目前的国家药品监督管理局成为国务院部委管理的国家局,由国家市场监督管理总局管理,主要职责是负责药品、化妆品、医疗器械的注册并实施监督管理。

思考题

1. 所参观药品监督管理机构或药品检验机构的主要工作职责是什么?

2. 所参观药品监督管理机构或药品检验机构主要部门有哪些?

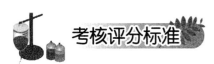 考核评分标准

表 2-1 参观药品监督管理部门或药品检验机构实训考核评分表

班级: 姓名: 学号: 得分:

项 目	分值	实训考核指标	得分及扣分依据
组织机构图 (30分)	10	组织机构图设计合理	
	10	各部门关系清晰明了	
	10	文字、图片排版美观	
参观小结 (70分)	10	字数符合要求	
	5	参观时间、参观单位全称	
	10	参观单位基本情况简介	
	10	各主要科室名称	
	10	参观单位主要职责	
	15	主要科室工作职责(不少于三个部门)	
	10	理论知识和实践认识进行比较、分析	
总 分			

监考教师: 考核时间:

(龙全江)

实训三　填写药品注册申请表

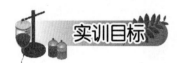
实训目标

1. 掌握新药注册申报审批程序,熟悉申请注册新药申报资料。
2. 学会填写药品注册电子申请表。
3. 了解新药的注册分类。

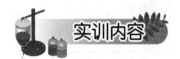
实训内容

一、实训目的

通过对药品注册申报程序及申报资料的学习,学会填写药品注册电子申请表,从而掌握药品注册相关的政策及申报程序,促进对新药研发工作的理解。

二、实训相关知识

(一)药品注册概念和分类管理

药品注册是控制药品市场准入的前置性管理,是对药品上市的事前管理。药品注册申请是国家药品监督管理局根据药品注册申请人的申请,依照法定程序,对拟上市销售的药品的安全性、有效性、质量可控性等进行审查,并决定是否同意其申请的审批过程。

药品注册申请包括新药申请、仿制药申请、进口药品申请、补充申请和再注册申请。

根据我国《药品注册管理办法》和《化学药品注册分类改革工作方案》按照药品有效成分的性质,将药品注册申请分为以下三类:中药、天然药物(9类);化学药品(5类);生物制品(15类)。

1. 新药和仿制药申请　根据我国现行的《药品注册管理办法》,新药申请是指"未曾在中国境内上市销售的药品的注册申请"。对已上市药品改变剂型、改变给药途径、增加新适应证的药品注册按照新药申请的程序申报。仿制药申请,是指生产国家药品监督管理部门已批准上市的、已有国家标准的药品的注册申请;但生物制品按照新药申请的程序申报。

2. 进口药品申请　是指境外生产的药品在中国境内上市销售的注册申请。进口分包装的药品也应当执行进口药品注册标准。进口药品分包装,是指药品已在境外完成最终制剂生产过程,在境内由大包装规格改为小包装规格,或者对已完成内包装的药品进行外包装、放置说明书、粘贴标签等。

3. 补充申请　是指新药申请、仿制药申请或者进口药品申请经批准后,改变、增加或取消原批准事项或内容的注册申请。

4. 药品的再注册　是指对药品批准证明文件有效期满后拟继续生产、进口的药品实施的注册申请。

(二)药品注册管理机构

国家药品监督管理部门主管全国药品注册工作,负责对药物临床试验、药品生产上市和进口进行审批。药品检验机构对注册药品进行质量标准复核。

(三)申报资料

药品注册必须按照规定要求的申报资料项目报送申请资料。申请资料主要包括四个部分,分别是综述资料、药学研究资料、药理毒理研究资料和临床研究资料。药物的类别、申报的阶段、注册分类不同,申报资料也不同。依据《化学药品注册分类改革工作方案》,化学药品注册分为5类,现以化学药品注册分类为1、2、3、5.1类的申报资料为例进行说明。

第一部分　概要

(1)药品名称。

(2)证明性文件:① 注册分类为1、2、3类的证明性文件;② 注册分类为5.1类的证明性文件。

(3)立题目的与依据。

(4)自评估报告。

(5)上市许可人信息。

(6)原研药品信息。

(7)药品说明书、起草说明及相关参考文献。

(8)包装、标签设计样稿。

第二部分　主要研究信息汇总表

(9)药学研究信息汇总表。

(10)非临床研究信息汇总表。

(11)临床研究信息汇总表。

第三部分　药学研究资料

(12) (3.2.S)原料药(注:括号内为CTD格式的编号,以下同):① (3.2.S.1)基本信息;② (3.2.S.2)生产信息;③ (3.2.S.3)特性鉴定;④ (3.2.S.4)原料药的质量控制;⑤ (3.2.S.5)对照品;⑥ (3.2.S.6)包装材料和容器;⑦ (3.2.S.7)稳定性。

(13) (3.2.P)制剂:① (3.2.P.1)剂型及产品组成;② (3.2.P.2)产品开发;③ (3.2.P.3)生产;④ (3.2.P.4)原辅料的控制;⑤ (3.2.P.5)制剂的质量控制;⑥ (3.2.P.6)对照品;⑦ (3.2.P.7)稳定性。

第四部分　非临床研究资料

(14) 非临床研究资料综述。

(15) 主要药效学试验资料及文献资料。

(16) 安全药理学的试验资料及文献资料。

(17) 单次给药毒性试验资料及文献资料。

(18) 重复给药毒性试验资料及文献资料。

(19) 遗传毒性试验资料及文献资料。

(20) 生殖毒性试验资料及文献资料。

(21) 致癌试验资料及文献资料。

(22) 依赖性试验资料及文献资料。

(23) 过敏性(局部、全身和光敏毒性)、溶血性和局部(血管、皮肤、黏膜、肌肉等)刺激性等特殊安全性试验资料及文献资料。

(24) 其他安全性试验资料及文献资料。

(25) 非临床药代动力学试验资料及文献资料。

(26) 复方制剂中多种成分药效、毒性、药代动力学相互影响的试验资料及文献资料。

第五部分　临床试验资料

(27) 临床试验综述资料。

(28) 临床试验计划及研究方案。

(29) 数据管理计划、统计分析计划。

(30) 临床研究者手册。

(31) 知情同意书样稿、伦理委员会批准件、科学委员会审查报告。

(32) 临床试验报告。

(33) 临床试验数据库电子文件(原始数据库、衍生的分析数据库及其变量说明文件)。

(34) 数据管理报告、统计分析报告。

(四)药品注册电子申请表

药品注册申请报盘程序在国家药品监督管理局下载使用,见图3-1所示。

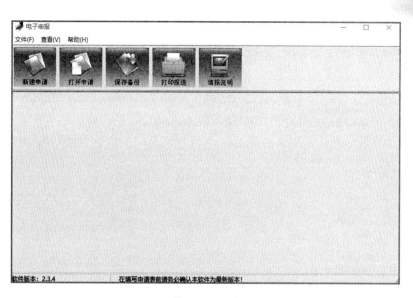

图 3-1　药品注册申请报盘程序

新建申请以国产药品注册（临床试验、新药证书、生产申报表）为例，国产药品注册第一页和第二页分别见图 3-2 和图 3-3 所示。

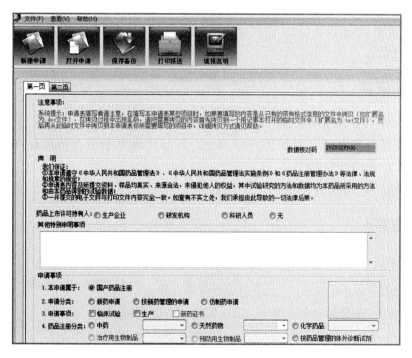

图 3-2　国产药品注册（临床试验、新药证书、生产申报表）第一页

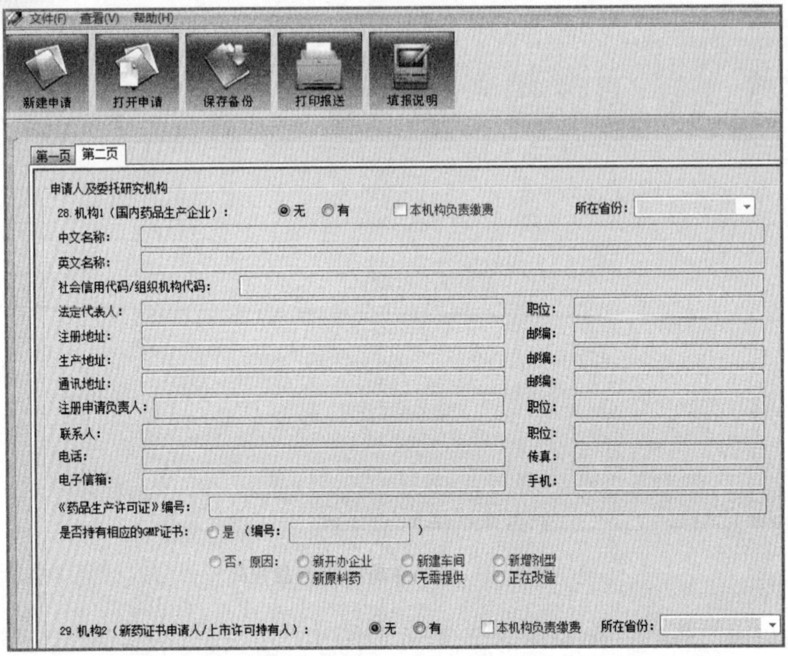

图3-3 国产药品注册(临床试验、新药证书、生产申报表)第二页

在上述系统中,申请事项、药品注册分类、申请人及委托研究机构、相关人员信息等内容要按照要求进行填写。

三、实训所需

1. 专业资料 《药品注册管理办法》。

2. 网络资源 国家药品监督管理局网站。药品注册电子申报表网址:http:///www.nmpa.gov.cn/WS04/CL2480/。

3. 实训设备 计算机、打印机等。

四、实施要点

(一)实训安排

1. 班级分组 每小组5人左右,小组成员分工合作。

2. 查阅资料 充分利用专业图书、期刊、网络等资源查阅资料。

3. 填写申报表 求每小组两周内完成一份电子申报表,并提交老师。

4. 实训考核 药品注册申请表填报实训考核见表3-1。

(二)实训注意

把握药品注册申报程序,重点掌握药品注册电子申报表中内容。

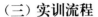

（三）实训流程

填写药品注册申请表实训流程如图 3-4 所示。

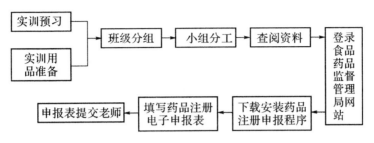

图 3-4 填写药品注册申请表实训流程图

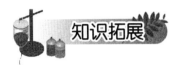

CTD 格式文件

CTD(common technical document)格式文件是国际公认的药品注册申请技术文件的编写格式,共由五个模块组成。模块1是地区特异性的,模块2、3、4和5在各个地区是统一的。模块1:行政信息和法规信息。本模块包括那些对各地区特殊的文件,例如申请表或在各地区被建议使用的标签,其内容和格式可以由每个地区的相关注册机构来指定。模块2:CTD文件概述。本模块是对药物质量及非临床和临床试验方面内容的高度总结概括,必须由合格的和有经验的专家来担任文件编写工作。模块3:质量部分。文件提供药物在化学、制剂和生物学方面的内容。模块4:非临床研究报告。文件提供原料药和制剂在毒理学和药理学试验方面的内容。模块5:临床研究报告。文件提供制剂在临床试验方面的内容。

为提高我国药物研发的质量和水平,逐步实现与国际接轨,在国际通用技术文件的CTD基础上,结合我国药物研发的实际情况,国家食品药品监督管理局自2010年开始对化学药品注册申报资料进行CTD格式要求。

1. 以化学药品注册分类中的1、2、3、5.1类为例,申报资料包括哪几大部分?

2. 根据《药品注册管理办法》和《化学药品注册分类改革工作方案》,中药、天然药物和化学药品注册分哪几类?

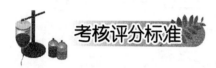考核评分标准

表 3-1　填写药品注册申请表实训考核评分表

班级：　　　　　　姓名：　　　　　　学号：　　　　　　得分：

项　目	分值	操作实施要点	得分及扣分依据
申请事项 (10分)	5	分类正确	
	5	填写完整	
药品情况 (30分)	5	药品名称(通用名、商品名、汉语拼音等)正确	
	5	制剂类型、规格、包装合理	
	5	处方、原辅料填写完整	
	5	围绕药物相关知识,紧密联系临床	
	5	药品标准选择正确	
	5	主要适应证或功能主治准确	
相关情况 (15分)	5	专利情况	
	5	新药监测期情况	
	5	其他栏目	
申请人及 委托研究机构 (45分)	5	机构情况填写完整(包括委托研究机构)	
	40	电子资料上传完整	
总分			

监考教师：　　　　　　　　　　　　　　考核时间：

(清尧龙)

实训四　参观符合 GMP 药品生产车间

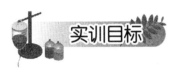

1. 掌握《药品生产质量管理规范》(GMP)对厂房和设施的要求。
2. 了解《药品生产质量管理规范》(GMP)生产车间操作流程。

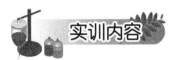

一、实训目的

药品生产企业的厂房、设施等硬件条件是实施 GMP 的基础条件,也是保证药品质量的先决条件。通过参观符合 GMP 药品生产车间,使学生掌握 GMP 对厂区工艺布局和洁净室的要求,树立 GMP 观念,为今后从事药品生产与管理工作打下思想和理论基础。

二、实训相关知识

(一) GMP

GMP 是《药品生产质量管理规范》(good manufacture practice,GMP)的英文缩写,是对企业生产过程的合理性、生产设备的适用性和生产操作的精确性、规范性提出强制性要求。GMP 是药品生产和质量管理的基本准则,是药品生产企业必须达到的最基本的条件,适用于药品制剂生产的全过程和原料药生产中影响成品质量的关键工序。其目的是为了最大限度地避免药品生产过程中的污染和交叉污染,降低各种差错的发生,提高药品质量,保障人民用药安全有效。

药品质量至关重要,药品质量形成于生产过程,且药品的质量检验具有破坏性,实现药品在生产过程中的质量控制与保证的关键在于有效的预防。因此,在药品生产过程中,严格实施 GMP 才能有效控制可能影响药品质量的因素,保证所生产药品不混杂、无污染、均匀一致,再经取样检验分析合格。这样的药品其质量才有真正、切实的保证。

2011年3月1日实施的《药品生产质量管理规范》参照了世界卫生组织以及欧美等发达国家的 GMP 内容,使我国 GMP 内容更加科学合理、系统性强,初步引入 QA(品质保证)、QC(质量控制)等管理思路并增加了验证内容。特别是增加了对科学管理的要求,软件部分条款增加,软件内容所占比例增大。条理更加清晰,更便于操作。同时突出了验证工作在药品生产和质量管理中的重要意义。GMP 要求硬件方面符合要求的环境、厂房、设备;在软件方面要有可靠的生产工艺、严格的制度、完善的验证管理。这既要求使用于药品生产的设施与设备达到极高的卫生标准,同时也要求操作工人必须认真按照相关制度执行。

(二)洁净和卫生要求

GMP 对洁净室(区)的要求极高,并明文规定洁净室(区)内表面应平整光滑,墙壁与地面的交界处应成弧形或采取其他措施,以减少积聚和便于清洁;内表面无裂缝、接口严密、无颗粒物脱落、耐受清洗和消毒;各种管道、灯具、风口以及其他公共设施易于清洁(图4-1)。洁净室(区)要求有足够的照明,并应有应急照明设施。进入洁净室(区)的空气必须净化,并根据生产要求划分空气的洁净级别。

GMP 对于生产卫生的要求也非常严格和细致。建立防止污染的卫生设施,制定各项卫生管理制度,并由专人负责。生产区不得存放非生产物品和个人杂物,生产中的废弃物应及时处理。工作服的材料、式样、穿戴方式必须符合要求;不同空气级别使用的工作服应分别清洗、整理,必要时消毒或灭菌,洁净室应限于该生产操作人员和经批准的人员进入,人员数量应严格控制;进入洁净室的人员不得化妆和佩戴饰物,洁净室内操作人员不得裸手操作。洁净室应使用一种以上的消毒方式,定期轮换消毒。药品生产人员应有健康档案,直接接触药品的生产人员每年至少

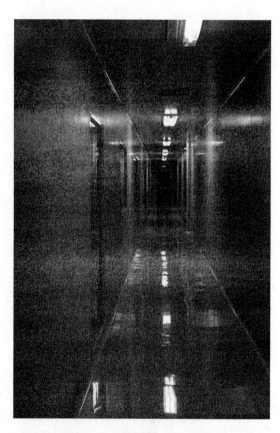

图4-1 清洁明亮的洁净过道

体检一次,患有传染病、皮肤病、皮肤有伤口者不得进入生产区进行操作或进行质量检验。

(三)厂房设施与设备

《药品生产质量管理规范》对药品生产厂房、生产区、仓储区、质量控制区及生产设备均做出具体规定。

1. 厂房设施　① 厂房的选址、设计、布局、建造、改造和维护必须符合药品生产要求,应当能够最大限度地避免污染、交叉污染、混淆和差错,便于清洁、操作和维护。② 应当根据厂房及生产防护措施综合考虑选址,厂房所处的环境应当能够最大限度地降低物料或产品遭受污染的风险。③ 企业应当有整洁的生产环境;厂区的地面、路面及运输等不应当对药品的生产造成污染。④ 生产、行政、生活和辅助区的总体布局应当合理,不得互相妨碍;厂区和厂房内的人、物流走向应当合理。⑤ 应当对厂房进行适当维护,并确保维修活动不影响药品的质量。⑥ 应当按照详细的书面操作规程对厂房进行清洁或必要的消毒。⑦ 厂房应当有适当的照明、温度、湿度和通风,确保生产和储存的产品质量以及相关设备性能不会直接或间接地受到影响。⑧ 厂房、设施的设计和安装应当能够有效防止昆虫或其他动物进入;应当采取必要的措施,避免所使用的灭鼠药、杀虫剂、烟熏剂等对设备、物料、产品造成污染。⑨ 应当采取适当措施,防止未经批准人员的进入;生产、储存和质量控制区不应当作为非本区工作人员的直接通道。⑩ 应当保存厂房、公用设施、固定管道建造或改造后的竣工图纸。

2. 生产设备　GMP 要求生产、检验设备均有使用记录,并由专人管理。这就要求药品生产企业必须建立设备管理档案,定期对设备进行保养、维修、清洗及计量检定,并为其设置明显的状态标志。设备管理档案的要求:药品生产企业必须对企业内全部的设备、仪器仪表、衡器进行登记;对固定资产的设备建卡并建立设备档案。设备保养、维修和清洗的要求:药品生产企业应制定设备保养、检修的规程,并制定相应计划,以确保设备始终处于正常运行状态。生产设备的状态标志,即对运行的设备应标明正在加工何种物料;对停运的设备应标明其性能状能否使用、待修或维修;对已报废的设备,应从生产线上清除。

部分生产设备如下列图所示:图 4－2 为工艺用水生产设备;图 4－3、图 4－4 分别为灭菌操

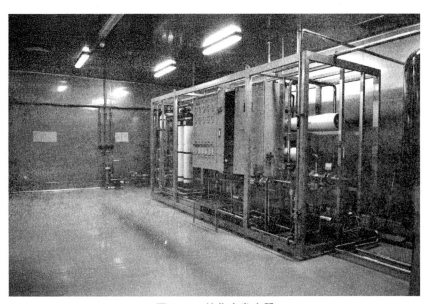

图 4-2　纯化水发生器

作用的消毒柜和空气净化设备;图4-5、图4-6分别为原料药生产和分离纯化设备;图4-7、图4-8分别为药物制剂的分装设备。

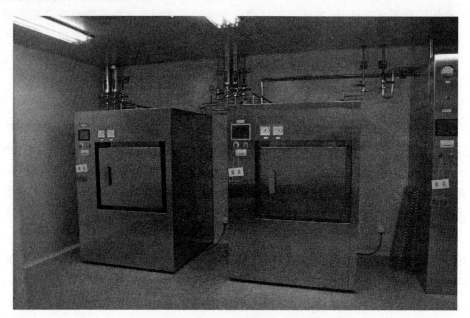

图4-3　用于灭菌操作的消毒柜

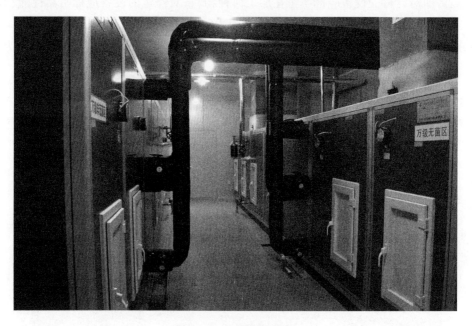

图4-4　空气净化设备

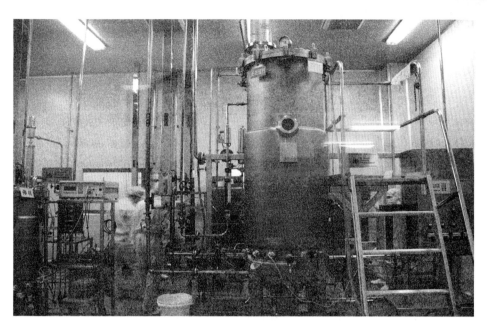

图 4‑5　生物药物的发酵生产设备

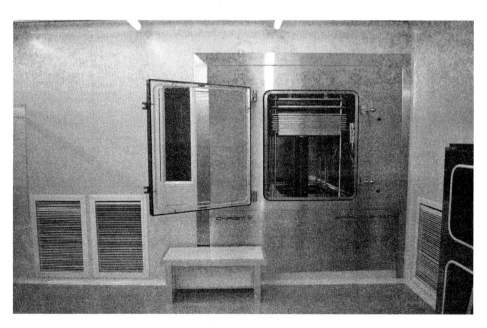

图 4‑6　生物药品分离纯化操作设备——真空冷冻干燥机

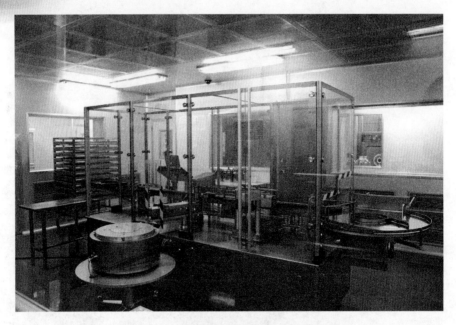

图 4-7 GMP 车间中的药物分装设备

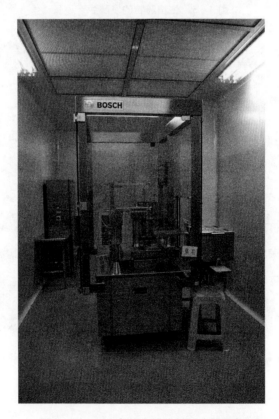

图 4-8 GMP 车间中的注射剂分装设备

三、实训所需

1. 专业资料　《药品生产质量管理规范》。
2. 实训场所　符合 GMP 药品生产车间。
3. 实训用具　符合卫生要求的工作服;计算机、打印机和相机等物品。

四、实训要点

（一）实训安排

1. 实地参观　在参观单位工作人员的带领下,有秩序、有目的地进行参观学习。
2. 绘制图表　参观结束后,每位同学独立绘制出所参观车间布置图和一种产品的生产流程图。
3. 撰写报告　每人撰写 1 份实训报告,注明参观时间和地点,陈述参观车间对 GMP 做了哪些硬件和软件的要求,报告不少于 1 000 字。
4. 实训考核　GMP 药品生产车间实训考核见表 4-1。

（二）实训注意

1. 参观前认真复习 GMP 中关于厂房与设施的相关内容。
2. 参观前对学生进行 GMP 相关要求和安全教育。
3. 参观期间遵守参观单位的具体安排和要求。

（三）实训流程

参观符合 GMP 药品生产车间实训流程如图 4-9 所示。

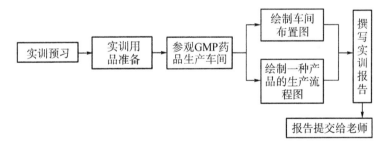

图 4-9　参观符合 GMP 药品生产车间实训流程图

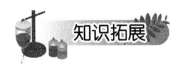

我国 GMP 发展历程

GMP 起源于国外,它是由重大的药物灾难"反应停"事件作为催生剂而诞生的。1963 年,

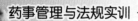

美国颁布了世界上第一部 GMP。1988 年,原卫生部颁布了第一部 GMP,1992 年颁布了修订版,1998 年原国家食品药品监督管理局重新颁布了《药品生产质量管理规范》(1998 年修订),并决定自 1999 年 8 月 1 日起施行。现行 GMP 于 2010 年 10 月 19 日经原卫生部部务会议审议通过,2011 年 1 月 17 日予以发布,自 2011 年 3 月 1 日起施行。

现行的《药品生产质量管理规范》(2010 年版)包括总则、质量管理、机构与人员、厂房与设施、设备、原料与生产、确认与验证、文件管理、生产管理、质量控制与质量保证、委托生产与委托检验、产品发送与召回、自检及附则,共计 14 章 313 条。实施新版《药品生产质量管理规范》,是顺应国家战略性新兴产业发展和转变经济发展方式的要求,有利于促进医药行业资源向优势企业集中,淘汰落后生产力,有利于调整医药经济结构,以促进产业升级,有利于培育具有国际竞争力的企业,加快医药产品进入国际市场。

 思考题

1. 实施 GMP 的目的是什么?

2. 现行 GMP 对于厂房和设施的要求有哪些?

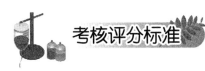 考核评分标准

表 4-1　参观符合 GMP 药品生产车间实训考核评分表

班级：　　　　　姓名：　　　　　学号：　　　　　得分：

项　目	分值	操作实施要点	得分及扣分依据
实训准备 （10 分）	10	实训用具准备充分	
绘制 GMP 车间结构图 （20 分）	20	示意图清晰,标注准确,字迹清晰	
绘制生产流程图 （20 分）	20	绘制一种产品的生产流程图,要求示意图 清晰,标注准确,字迹清晰	
实训报告 （50 分）	10	实训报告字数符合要求,标注参观时间和 地点	
	15	所参观车间的硬件条件	
	15	所参观车间的软件条件	
	10	总结与体会	
合计			

监考教师：　　　　　　　　　　　　　　考核时间：

（龙全江）

实训五 OTC 药品调研

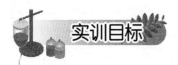

实训目标

1. 掌握《药品经营质量管理规范》(GSP)对药品经营过程质量控制的相关规定。
2. 学会从药品包装区分处方药、非处方药、甲类 OTC 药品和乙类 OTC 药品。
3. 了解被调查药品经营企业 OTC 药品销售的 GSP 实施现状。

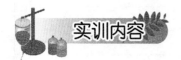

实训内容

一、实训目的

通过参观药品零售药店和大型超市药品专柜,对药品经营企业 OTC 药品销售情况进行了解,使学生对药品分类管理及 GSP 实施现状有总体认识,加深对药品经营质量管理相关规定的理解。

二、实训相关知识

(一) GSP

GSP 是一种国际通用的概念,为英文"good supply practice"的缩写,即药品经营质量管理规范,是药品经营企业质量管理的基本准则,要求药品经营企业对药品购进、储运、销售等环节实行质量管理,建立组织结构、职责制度、过程管理和设施设备等方面的质量体系,并使之有效进行。实施 GSP 的目的是为了加强药品经营质量管理,规范药品经营行为,保障人体用药安全、有效。《中华人民共和国药品管理法》第五十三条规定:从事药品经营活动,应当遵守药品经营质量管理规范,建立健全药品经营质量管理体系,保证药品经营全过程持续符合法定要求。

（二）GSP 对药品零售企业质量管理的若干规定

1. 人员管理

（1）企业法定代表人或者企业负责人应当具备执业药师资格。企业应当按照国家有关规定配备执业药师，负责处方审核，指导合理用药。

（2）营业员应当具有高中以上文化程度或者符合省级药品监督管理部门规定的条件。中药饮片调剂人员应当具有中药学中专以上学历或者具备中药调剂员资格。

（3）企业应当对直接接触药品岗位的人员进行岗前及年度健康检查，并建立健康档案。患有传染病或者其他可能污染药品的疾病的，不得从事直接接触药品的工作。

2. 销售和售后管理

（1）企业应当在营业场所的显著位置悬挂药品经营许可证、营业执照、执业药师注册证等，如图5-1、图5-2和图5-3所示。

（2）在营业场所内，企业工作人员应当穿着整洁、卫生的工作服。营业人员应当佩戴有照片、姓名、岗位等内容的工作牌，是执业药师和药学技术人员的，工作牌还应当标明执业资格或者药学专业技术职称。在岗执业的执业药师应当挂牌明示。

（3）除药品质量原因外，药品一经售出，不得退换。

（4）企业应当在营业场所公布药品监督管理部门的监督电话，设置顾客意见簿，及时处理顾客对药品质量的投诉。

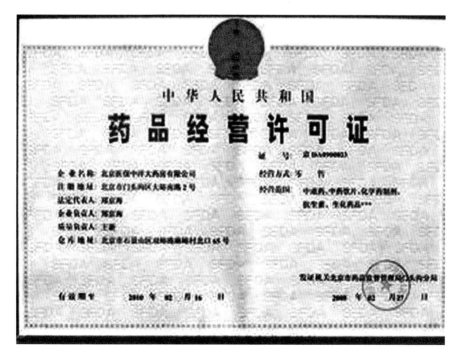

图 5-1 药品经营许可证

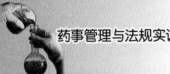

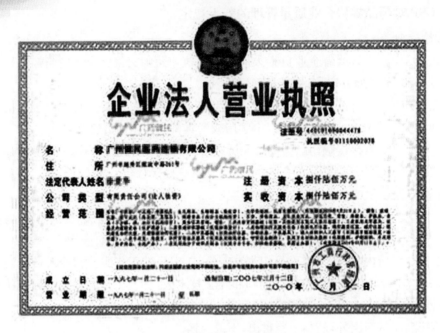

图 5 - 2 营业执照

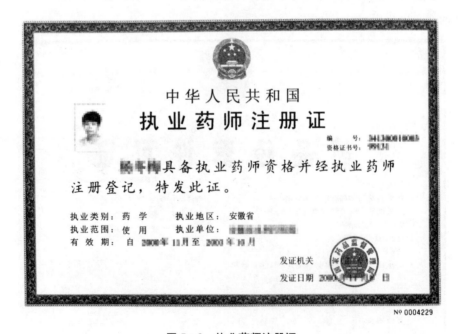

Nº 0004229

图 5 - 3 执业药师注册证

3. 药品陈列

药品的陈列应当符合以下要求：

(1) 按剂型、用途以及储存要求分类陈列，并设置醒目标志，类别标签字迹清晰、放置准确。

（2）药品放置于货架（柜），摆放整齐有序，避免阳光直射。

（3）处方药、非处方药分区陈列，并有处方药、非处方药专用标识。

（4）处方药不得采用开架自选的方式陈列和销售，非处方药可以开架自选，陈列和销售方式分别如图 5-4 和图 5-5 所示。

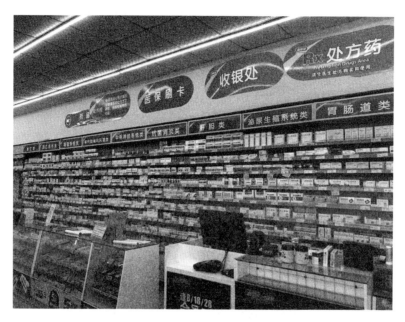

图 5-4　处方药柜台式销售方式

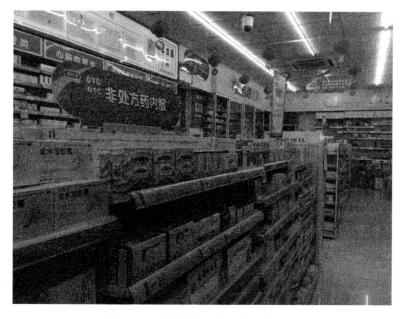

图 5-5　非处方药开架自选销售方式

（5）外用药与其他药品分开摆放。

（6）拆零销售的药品集中存放于拆零专柜或者专区。

（7）第二类精神药品、毒性中药品种和罂粟壳不得陈列。

（8）冷藏药品放置在冷藏设备中，按规定对温度进行监测和记录，需要阴凉保存的药品放置在阴凉区，保证存放温度符合要求，如图5-6和图5-7所示。

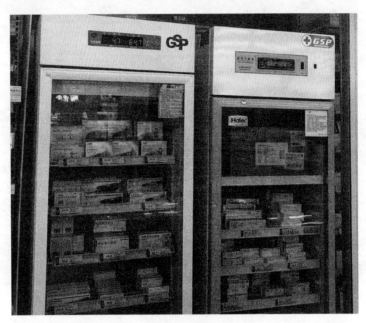

图5-6　冷藏药品陈列柜

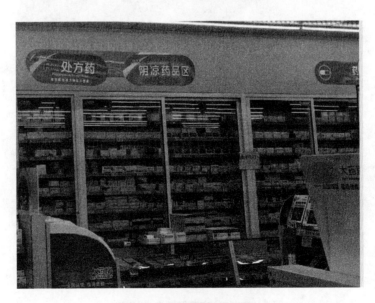

图5-7　阴凉药品陈列区

（9）中药饮片柜斗谱的书写应当正名正字；装斗前应当复核，防止错斗、串斗；应当定期清斗，防止饮片生虫、发霉、变质；不同批号的饮片装斗前应当清斗并记录，中药饮片陈列区如图 5-8 所示。

（10）经营非药品应当设置专区，与药品区域明显隔离，并有醒目标志，如图 5-9 所示。

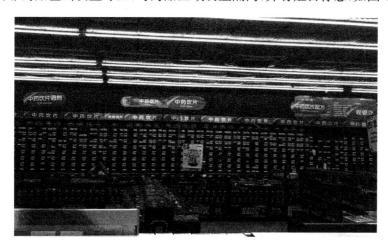

图 5-8　中药饮片陈列区

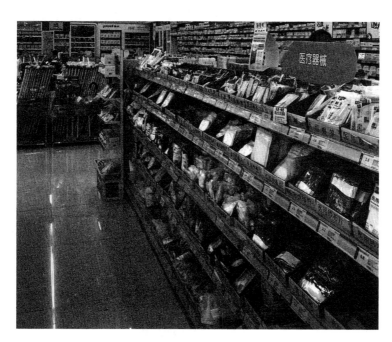

图 5-9　非药品陈列区

（三）处方药与非处方药

《中华人民共和国药品管理法》第五十四条规定：国家对药品实行处方药与非处方药分类管

理制度。

1. 处方药 处方药就是必须凭执业医师或执业助理医师处方才可调配、购买和使用的药品，如图 5 - 10 所示的庆大霉素普鲁卡因维 B_{12} 胶囊。

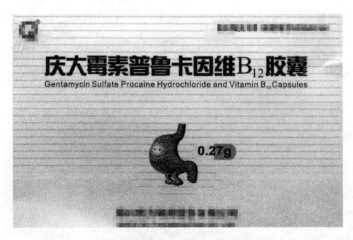

图 5 - 10 处方药庆大霉素普鲁卡因维 B_{12} 胶囊

处方药有以下几种情况：① 上市的新药，需要对其活性或副作用还要进一步观察。② 可产生依赖性的某些药物，例如吗啡类镇痛药及某些催眠安定药物等。③ 药物本身毒性较大，例如抗癌药物等。④ 用于治疗某些疾病所需的特殊药品，如心脑血管疾病的药物，须经医师确诊后开出处方并在医师指导下使用。⑤ 处方药只准在专业性医药报刊进行广告宣传，不准在大众传播媒介进行广告宣传。

在全国范围内凭处方销售的药品有：注射剂、医疗用毒性药品、二类精神药品、其他按兴奋剂管理的药品、精神障碍治疗药（抗精神病、抗焦虑、抗躁狂、抗抑郁药）、抗病毒药（逆转录酶抑制剂和蛋白酶抑制剂）、肿瘤治疗药、含麻醉药品的复方口服溶液和曲马朵制剂、未列入非处方药目录的抗菌药和激素。

2. 非处方药 是指消费者不需要持有医生处方就可直接从药店购买的药物，即指"可以在柜台上销售的药品"（over the counter drug，OTC）。一般的定义是"普通人能自行购买并控制用法和用量的药物"。它们在药店甚至商场的超市中都能买到，具有疗效稳定、作用温和、副作用小且不掩盖其他疾病的特点。非处方药分为甲类非处方药和乙类非处方药，红底白字的是甲类（图 5 - 11）；绿底白字的是乙类（图 5 - 12）。

甲类 OTC
药物标识

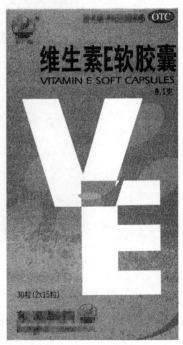

图 5 - 11 甲类 OTC 药物标识

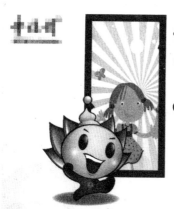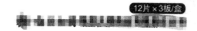

图 5-12 乙类 OTC 药物标识

甲、乙两类非处方药虽然都可以在药店购买,但乙类非处方药安全性更高。乙类非处方药除了可以在药店出售外,还可以在超市、宾馆、百货商店等专柜处销售。

非处方药有以下几种情况:① 上市时间较长、无未知副作用报道的长期应用于临床的药物。② 用于治疗多发病、常见病,一般为非危重疾病,如感冒、咳嗽、消化不良、头痛、发热等症状。③ 毒性较小、副作用较小。④ 可以在非专业性医药报刊、大众传播媒介进行广告宣传。⑤ 非处方药剂型一般为片剂、胶囊剂等口服或软膏剂、喷雾剂、霜剂等外用剂型,不会有注射剂型。

三、实训所需

1. 专业资料 《药品经营质量管理规范》。
2. 实训场所 药品零售药店和大型超市所设药品专柜。
3. 实训设备 相机、计算机和打印机等。

四、实训要点

(一)实训安排

1. 班级分组 每小组 4~5 人,小组成员分工。
2. 实施调研 分组选择参观药品零售药店,调研药品分类摆放情况以及 OTC 实际销售情况。参观大型超市所设药品专营柜台,了解其销售药品的类别,观察有无销售甲类 OTC 药品情况。
3. 撰写报告 每位学生撰写有关药品经营企业 OTC 药品经营管理的实施的实践调研报告 1 份,注明调研时间、调研单位名称和企业基本情况等,对企业 OTC 药品经营管理中的实施情况进行分析。报告字数不少于 1 000 字,实训结束一周内,提交老师。
4. 实训考核 OTC 药品调研实训考核见表 5-1。

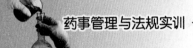

(二) 实训注意

1. 实训前充分预习药品管理法规中有关药品分类管理的规定以及处方药、非处方药(OTC)的含义及其标识等。

2. 保持谦虚、礼貌、认真的态度及良好的纪律,不影响被参观、调研单位的工作秩序及商业活动。

3. 实训过程中注意交通安全及其他安全事项。

(三) 实训流程

OTC 药品调研实训流程如图 5-13 所示。

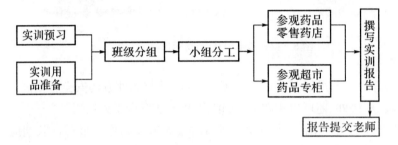

图 5-13　OTC 药品调研实训流程图

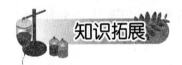

我国 GSP 发展过程

我国 GSP 的产生,源于对日本 GSP 的充分研究分析后形成。

1982 年,原中国医药公司将我国医药商业企业质量管理工作经验与日本先进的 GSP 观念体系融合提炼,形成具有中国特色的 GSP。

1984 年,原中国医药公司发布《医药商品质量管理规范(试行)》;1985 年我国第一部《药品管理法》开始实施。

1986 年,原国家中医药管理局制定了《医药商品质量管理规范》。

1992 年,原国家中医药管理局正式发布《医药商品质量管理规范》修订后(即第二部 GSP)。

2000 年 4 月 30 日,国家药品监督管理局重新修订颁布实施第三部 GSP 及其实施细则,并更名为《药品经营质量管理规范》。

2001 年 2 月 28 日,新修订的《药品管理法》确立了药品 GSP 的法律地位;2013 版《药品经营质量管理规范》已于 2012 年 11 月 6 日经原卫生部部务会审议通过,自 2013 年 6 月 1 日起施行。

2015 年 5 月 18 日,原国家食品药品监督管理总局局务会议第二次修订 GSP,于 2016 年 7 月 20 日发布并正式实施。

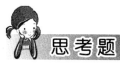

思考题

1. 我国 GSP 对零售药店药品陈列规定有哪些?

2. 处方药和非处方药销售有何不同?

3. OTC 药物的主要剂型有什么特点?

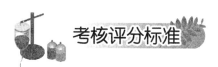

考核评分标准

表 5-1 OTC 药品调研实训考核评分表

班级:　　　　姓名:　　　　　学号:　　　　　　得分:

项 目	分值	实训考核指标	得分及扣分依据
报告字数 (10 分)	10	调研报告字数不少于 1000 字	
报告内容 (90 分)	10	标注调研时间和调研单位,调研单位不少于 3 家,包括药品零售药店和大型超市所设药品专营柜台	
	40	企业 OTC 药品经营管理中的实施情况,重点围绕药品陈列和分类情况	
	10	提出 OTC 药品销售中存在的问题	
	10	解决问题的方法与对策,有依据	
	20	调研总结与体会	
总分			

监考教师:　　　　　　　　　　　　考核时间:

(杨冬梅)

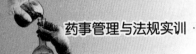

实训六　药品召回过程演练

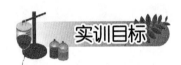

1. 掌握药品召回的相关法律法规。
2. 学会药品召回流程。
3. 了解药品生产企业、经营企业、使用单位在药品召回过程中的工作职责。

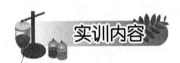

一、实训目的

通过课堂药品召回过程演练,要求学生掌握药品召回相关法律法规,加强学生应用所需药品召回相关知识分析、解决实际问题的能力。

二、实训相关知识

(一)药品召回概念及分类

药品召回,是指药品生产企业按照规定的程序收回已上市销售的存在安全隐患的药品。

药品召回包括主动召回和责令召回。主动召回是指药品生产企业经过调查评估,认为药品存在《药品召回管理办法》中规定的安全隐患,并主动收回药品的行为。药品责令召回是指监督管理部门经过调查评估,认为药品存在《药品召回管理办法》中规定的安全隐患,药品生产企业应当召回药品而未主动召回的,责令药品生产企业召回药品。

(二)药品召回分级

根据药品安全隐患的严重程度,药品召回分为三级:

(1)一级召回:使用该药品可能引起严重健康危害的。

（2）二级召回：使用该药品可能引起暂时的或者可逆的健康危害的。

（3）三级召回：使用该药品一般不会引起健康危害，但由于其他原因需要收回的。

（三）药品召回各部门责任义务

药品生产企业应当按照《药品召回管理办法》的规定建立和完善药品召回制度，收集药品安全的相关信息，对可能具有安全隐患的药品进行调查、评估，召回存在安全隐患的药品；药品经营企业、使用单位应当协助药品生产企业履行召回义务，按照召回计划的要求及时传达、反馈药品召回信息，控制和收回存在安全隐患的药品；药品经营企业、使用单位发现其经营、使用的药品存在安全隐患的，应当立即停止销售或者使用该药品，通知药品生产企业或者供货商，并向药品监督管理部门报告；药品生产企业、经营企业和使用单位应当建立和保存完整的购销记录，保证销售药品的可溯源性；召回药品的生产企业所在地省、自治区、直辖市药品监督管理部门负责药品召回的监督管理工作，其他省、自治区、直辖市药品监督管理部门应当配合、协助做好药品召回的有关工作，国家药品监督管理局监督全国药品召回的管理工作。

（四）药品召回实施程序

以主动召回为例，药品生产企业应当根据召回分级与药品销售和使用情况，科学设计药品召回计划并组织实施。药品生产企业在作出药品召回决定后，应当制定召回计划并组织实施，一级召回在 24 小时内，二级召回在 48 小时内，三级召回在 72 小时内，通知到有关药品经营企业、使用单位停止销售和使用，同时向所在地省、自治区、直辖市药品监督管理部门报告；药品生产企业在启动药品召回后，一级召回在 1 日内，二级召回在 3 日内，三级召回在 7 日内，应当将调查评估报告和召回计划提交给所在地省、自治区、直辖市药品监督管理部门备案；省、自治区、直辖市药品监督管理部门应当将收到一级药品召回的调查评估报告和召回计划报告国家药品监督管理局。

1. 调查评估报告内容

（1）召回药品的具体情况，包括名称、批次等基本信息。

（2）实施召回的原因。

（3）调查评估结果。

（4）召回分级。

2. 召回计划内容

（1）药品生产销售情况及拟召回的数量。

（2）召回措施的具体内容，包括实施的组织、范围和时限等。

（3）召回信息的公布途径与范围。

（4）召回的预期效果。

（5）药品召回后的处理措施。

（6）联系人的姓名及联系方式。

药品监督管理部门应当按规定对药品生产企业提交的药品召回总结报告进行审查，并对召

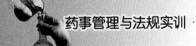

回效果进行评价。经过审查和评价,认为召回不彻底或者需要采取更为有效的措施的,药品监督管理部门可以要求药品生产企业重新召回或者扩大召回范围。

三、实训所需

1. 专业资料　《药品召回管理办法》。

2. 选择案例　选择"某药业公司主动召回缬沙坦"案例,案例情况如下:

缬沙坦是用于治疗高血压的一线药物。2018 年 7 月 6 日,某药业公司向国家药品监督管理局报告在用于出口的缬沙坦原料药中检出微量 N-亚硝基二甲胺(NDMA)杂质的情况,按照有关规定和要求,主动向社会披露了相关信息。该药业公司在检出该杂质后,立即暂停了所有缬沙坦原料药国内外市场放行和发货,并启动了主动召回的措施。

目前,欧盟等多国药品监管机构认为,NDMA 属于 2A 类致癌物(即动物实验证据充分,人体可能致癌但证据有限),日常生活中都可能接触这种物质(例如腌制食品),分析此次涉事药物不会对患者造成严重健康风险,但出于安全考虑,应采取停止销售、召回等风险控制措施。美国 FDA 于 7 月 27 日发布通告认为,服用召回缬沙坦的患者应继续服用目前的药物,直到医生或药剂师提供可替代药品或不同的治疗方案。

3. 网络资源　国家卫生健康委员会、国家药品监督管理局等网站。

4. 硬件设备　计算机、打印机等。

四、实训要点

(一)实训安排

1. 查阅资料　查阅相关网站和有关药品召回管理法规,熟悉药品召回相关内容。

2. 班级分组　根据班级人数分组,选出一人担任小组长,以小组为单位,课前对本案例进行资料收集和讨论,小组长根据讨论结果进行演练角色的任务分配。要求学生完成对药品召回的类型及级别的确认、药品召回计划的制定、"模拟召回通知"收到时间的确认、向客户发出通知相关入库和销售记录的整理反馈、对外新闻稿的起草、模拟召回产品赔偿方案的制定、全部拟召回药品信息的确认和反馈、召回总结报告等各项工作。

3. 过程演练　各小组分别进行药品召回过程演练。各小组演练完毕后派一名成员对药品召回管理进行小结发言。指导老师根据发言情况进行课堂总结。

4. 撰写报告　学生将案例资料和讨论结果进行归纳整理,并写出 1 000 字左右书面分析报告。

5. 实训考核　药品召回过程演练实训考核见表 6-1。

(二)实训注意

1. 查阅前复习药品召回的相关专业内容。

2. 通过课堂演练药品召回过程,学习把握药品召回过程中药品召回计划的制定等相关内容。

（三）实训流程

药品召回过程演练实训流程如图 6-1 所示。

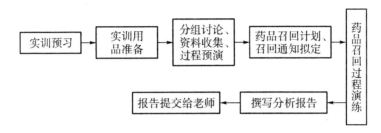

图 6-1 药品召回实训流程图

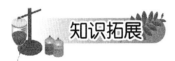

药品安全隐患的调查与评估

药品生产企业应当对药品可能存在的安全隐患进行调查。药品经营企业、使用单位应当配合药品生产企业或者药品监督管理部门开展有关药品安全隐患的调查,提供有关资料。

一、药品安全隐患调查的内容

药品安全隐患调查的内容应当根据实际情况确定,可以包括:

1. 已发生药品不良事件的种类、范围及原因。

2. 药品使用是否符合药品说明书、标签规定的适应证、用法用量的要求。

3. 药品质量是否符合国家标准,药品生产过程是否符合 GMP 等规定,药品生产与批准的工艺是否一致。

4. 药品储存、运输是否符合要求。

5. 药品主要使用人群的构成及比例。

6. 可能存在安全隐患的药品批次、数量及流通区域和范围。

7. 其他可能影响药品安全的因素。

二、药品安全隐患评估的主要内容

药品安全隐患评估的主要内容包括:

1. 该药品引发危害的可能性,以及是否已经对人体健康造成了危害。

2. 对主要使用人群的危害影响。

3. 特殊人群,尤其是高危人群的危害影响,如老年、儿童、孕妇、肝肾功能不全者、外科病人等。

4. 危害的严重与紧急程度。

5. 危害导致的后果。

1. 药品召回如何分级？

2. 简述药品主动召回的实施程序。

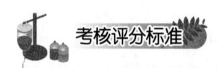

表6-1 药品召回过程演练实训考核评分表

班级：　　　　　姓名：　　　　　学号：　　　　　得分：

项　目	分值	实训考核指标	得分及扣分依据
药品召回过程演练（50分）	10	角色分工的合理性	
	20	演练过程的流畅性	
	10	内容表达的准确性	
	10	小组长发言	
分析报告（50分）	10	资料收集整理	
	10	药品召回类型及级别确认	
	10	药品召回计划和召回通知制定	
	10	药品召回总结报告拟定	
	10	分析报告（不少于1 000字）	
总　分			

监考教师：　　　　　　　　　　　　考核时间：

（清尧龙）

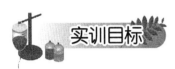

实训目标

1. 掌握被调研的药学各领域执业药师岗位职责、业务范围及执业药师管理的相关规定;掌握执业药师的定义、考试、注册及继续教育的管理规定。

2. 学会应用药师职业道德准则帮助解决可能存在的药事纠纷。

3. 了解国内外执业药师管理制度。

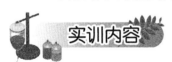

实训内容

一、实训目的

通过对执业药师现状及地位的调研,进一步了解我国执业药师资格制度的实施情况,锻炼学生分析、解决问题的能力和团队合作精神,强化执业药师的服务意识,为今后能够依法执业打下基础。

二、实训相关知识

(一) 相关概念

1. **药学专业技术人员** 是指受过系统的药学专业知识培训,经过国家相关资格认定,取得药学专业技术职务证书或执业药师资格,遵循药事法规和职业道德规范,从事药品的研发、生产、经营、使用、检验和监督管理有关实践活动的技术人员。

2. **药师(pharmacist)** 广义的药师是指受过高等药学专业教育,经有关部门考核合格后取得资格,从事药学专业技术工作的个人;狭义的药师是指药学专业技术职称系列中的药师(中药师)。

3. **执业药师** 执业药师是指经全国统一考试合格,取得"中华人民共和国执业药师职业资格证书"(以下简称"执业药师职业资格证书")并经注册,在药品生产、经营、使用和其他需要提供药学服务的单位中执业的药学技术人员。执业药师英文译为:Licensed Pharmacist。

4. 生产企业 是指生产药品的专营企业或者兼营企业。应用现代科学技术,获准从事药品的生产活动,实行自主经营、独立核算、自负盈亏。具有法人资格的基本经济组织。

5. 药品批发企业 将购入的药品销售给药品生产和经营企业以及医疗机构的药品经营性企业。

6. 药品零售企业 是消费者购买药品的主要渠道,营业范围是向消费者销售药品。

7. 药品零售连锁企业 是指在总部公司的管理下采用分支门店经营模式,使经营变得规模化和集团化。

8. 医疗机构 依法设立,诊断、治疗患者疾病,并向人民提供医疗卫生服务的组织机构。

(二)执业药师的考试、注册、注册管理及继续教育

查阅国家药品监督管理局、人力资源社会保障部联合印发的《关于印发执业药师职业资格制度规定和执业药师职业资格考试实施办法的通知》(国药监人〔2019〕12 号)。

(三)药学职业道德准则

2006 年 10 月 18 日,原中国执业药师协会发布了《中国执业药师职业道德准则》,适用于中国境内的执业药师,包括依法暂时代为履行执业医药职责的其他药学技术人员。具体内容为:救死扶伤,不辱使命;尊重患者,一视同仁;依法执业,质量第一;进德修业,珍视声誉;尊重同仁,密切协作。

三、实训所需

1. 专业资料 《药品经营质量管理规范》《药品生产质量管理规范》《处方管理办法》《医疗机构药事管理规定》《执业药师职业资格制度规定》《执业药师职业资格考试实施办法》《中国执业药师职业道德准则》《执业药师业务规范》等。

2. 实训场所 药品零售药店(包括单体药店和连锁药店)、药品批发企业、药品生产企业(中药和西药)、医疗机构药学部门。

3. 实训用具 相机、计算机、打印机、调查问卷等。

四、实训要点

(一)实训安排

1. 班级分组 每组 4~5 人,并确定小组长。

2. 确定调研对象 每组抽签决定调研对象(药品生产企业、药品批发企业、药品零售企业、医疗机构药学部门),然后通过教师帮助或自行联系当地的调研对象。

3. 调研设计 根据调研对象确定调研形式(访谈调研或者问卷调研)拟出调研提纲,设计调查问卷,主要从执业药师的年龄、学历层次、工作年限、专业背景、执业药师的岗位、岗位职责、

及待遇、地位等情况进行调研。

4. 实施调研 准备好身份证明或介绍信、笔记本、调查问卷等。在单位允许的情况下,必要时可录像、录音、照相等。

5. 撰写调研报告 根据调研对象,每位学生撰写调研报告 1 份,注明调研时间、调研单位名称和企业基本情况等,对被调研执业药师的年龄、学历层次、工作年限、专业背景、岗位职责、地位等情况进行分析,报告字数不少于 1000 字,实训结束一周内,提交给老师并由小组长对该组的调研结果进行 PPT 汇报。

6. 实训考核 执业药师现状调研实训考核见表 7-1。

(二)实训注意

1. 实训前小组成员认真查阅国家药品监督管理局、中国药学会、中国执业药师协会以及《中国药事》《中国药师》《中国执业药师》等相关网站、杂志、报纸,了解当地执业药师的报考情况、通过率、注册率以及在岗执业药师的岗位职责等,进一步明确本组调研目的。

2. 实训过程中,不影响被参观、调研单位的工作秩序及商业活动,同时注意保护被调查对象的个人隐私相关信息。

(三)实训流程

执业药师现状调研实训流程如图 7-1 所示。

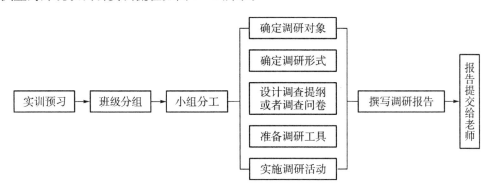

图 7-1 执业药师现状调研实训流程图

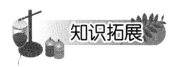

我国执业药师制度概述

我国在 1994 年建立执业药师资格制度,目前的执业药师资格制度是以资格考试、注册监管、继续教育为框架的管理制度。

1994 年 3 月 15 日,原人事部与原国家中医药管理局印发《执业药师资格制度暂行规定》及考试实施办法,开始在全国药品生产和流通领域实施执业药师资格制度。

1995年7月5日,原人事部与国家中医药管理局印发《执业中药师资格制度暂行规定》及考试实施办法,开始在中药生产和流通领域实施执业中药师资格制度。

1998年,执业药师和执业中药师的监督管理职能统一到当年新组建的国家药品监督管理局。该局与原人事部于1999年4月1日共同修订印发《执业药师资格制度暂行规定》及考试实施办法。

2000年起执业药师资格考试以两年为一个周期,采用滚动的制度。

2019年3月,国家药品监督管理局、人力资源和社会保障部联合印发《执业药师职业资格制度规定》《执业药师职业资格考试实施办法》,将执业药师学历准入门槛要求从中专调整为大专,将考试周期由两年调整为四年,注册有效期由三年改为五年。

1. 简述我国执业药师首次注册、再次注册和注销注册的条件和要求。

2. 试举例讨论我国药学职业道德对药事活动的规范作用。

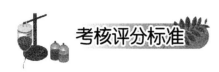 考核评分标准

表 7-1 执业药师现状调研实训考核评分表

班级: 姓名: 学号: 得分:

项 目	分值	实训考核指标	得分及扣分依据
报告字数 (10分)	10	调研报告字数不少于1 000字	
报告内容 (60分)	10	标注调研时间和调研单位,调研单位包括药品零售药店(单体药店和连锁药店)、药品批发企业、药品生产企业(中药和西药)、医疗机构药学部门	
	30	对企业执业药师的年龄、学历层次、工作年限、专业背景、岗位职责及地位等情况进行分析	
	10	执业药师执业中存在的问题以及解决方法与对策	
	10	调研总结与体会	
调研汇报 (30分)	30	小组代表PPT汇报	
总 分			

监考教师: 考核时间:

(孙加燕)

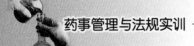

实训八　编写《药讯》

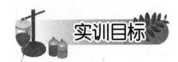

1. 掌握《药讯》资料收集方法和信息来源渠道。
2. 学会编写《药讯》,熟悉《药讯》的内容及要求。
3. 了解《药讯》的编辑与排版。

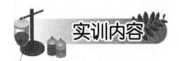

一、《药讯》的编写目的

通过查询相关网站、专业刊物等多渠道收集药品和药事管理相关信息,编写一期《药讯》,明确《药讯》服务于临床,促进临床合理用药的宗旨,进一步巩固医疗机构药事管理相关知识。

二、实训相关知识

(一)《药讯》编写知识

1. 《药讯》的定位　《药讯》是在医院药事管理与药物治疗学委员会(简称药事会)指导下,由医院的药学部门编辑,供院内医务人员参考学习和医院之间相互交流的内部刊物,它为药学人员、临床医生、护理人员提供了一个学习交流的专业平台,是联系药学与临床关系的桥梁。近几年,随着信息技术的提高和学术需求,一些具有一定规模的医院纷纷办起了自己的《药讯》,不仅为医、药、护人员提供有关药物咨询服务,宣传合理用药知识,也为药学人员提供了展示自身专业理论知识、实现自我价值的平台。《药讯》的目的是服务于临床,提高本院的用药合理性。因此,必须明确地将《药讯》定位于以宣传药物相关知识为主的内部刊物。《药讯》应该侧重于报道临床实际需要的、与药物相关的内容,具有学术性、科技性、情报性和普及性的特点。

2. 《药讯》的形式　《药讯》分为封面、目录、正文、封底四个部分,可以打印成纸质形式,也可以制作成电子文档或电子书的形式。封面尽量简洁,图案明快,一般采用本院的标志性建筑,如医院的外景作为背景(图8-1)。目录可以分为左右部分,用文本框隔开,左边为医院的名称+药讯,右边为本期的要目和页码(图8-2)。封底,也可以分为两部分,一部分为图案,另一部分为文字,如医学名言、警示用语等,再附上药学部门所属科室的电话即可(图8-3)。

3.《药讯》的内容　《药讯》的内容一般包括药事动态、合理用药、药物不良反应、药学前沿、处方评价、新药介绍、实时快报、药物用量分析、经验交流、科普知识等。栏目分药事动态、研究前沿、药品安全警戒、合理用药、医院药事等。内容要围绕当前药事管理和最新药品信息来展开话题,务必做到要有针对性,紧密联系临床。

《药讯》内容要求:① 实用。只有实用的《药讯》才能发挥它的作用,因此《药讯》应该联系本院实际,发现问题、提出问题、解决问题,及时提供医护人员关心的信息,解决他们工作中时常遇到的问题。比如,联系处方点评结果,就发现的问题在《药讯》上进行点评,对典型合理用药和不合理用药处方作实例分析;报道微生物室最新的耐药菌监测结果和最近临床上发生的不良反应等。还可以就临床医生经常咨询的问题在《药讯》上开辟专栏进行解答。只有满足了本院医护人员工作上的实际需求,解决了实际问题,《药讯》才有其存在的价值,才会有生命力。② 及时。及时通报相关信息,保持《药讯》的需求性,才能使《药讯》的需求量上升。③ 全面。《药讯》的内容应该同时兼顾医、护、药三者的需求,如护理人员更关心输液的配伍禁忌和药物的不良反应;

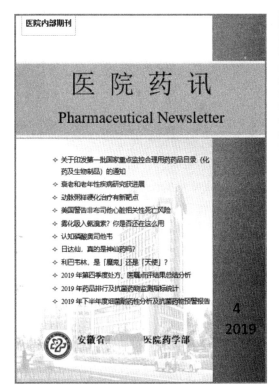

图8-1　《药讯》封面

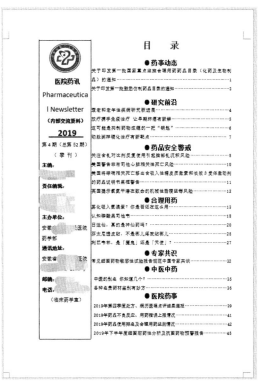

图8-2　《药讯》目录

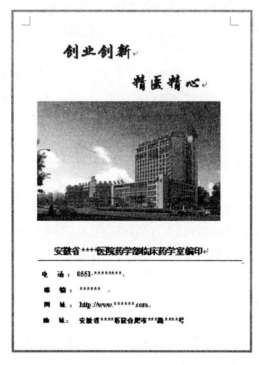

图 8 - 3 《药讯》封底

医生则更关注药物治疗方案的最新报道,用药的注意事项及相互作用等。④ 严谨。《药讯》是专业性刊物,办刊风格可以多样,但内容应该严谨。每篇转载和摘编的文章应写明出处,原著文章应注明参考文献。对有争议的话题应该全面表述,不可带有个人观点,以免有失偏颇。严谨性可增加《药讯》的可信度,增加读者的依赖感。

《药讯》作为内部刊物,出版时间具有灵活性。目前很多医院的《药讯》固定一季度 1 期或每两个月 1 期,这样虽然比较正规,但影响了《药讯》的及时性和针对性。通常可以在常规的出刊任务中间插些特刊或专刊,这些特刊或专刊必要时可以取代常规的出刊任务,特刊或专刊可以是本院最近收集到的不良反应专刊、抗菌药物应用专刊等,特刊如流行性疾病及其防治方案或防治药物的特刊等。医院《药讯》的篇幅不宜过多,一般以 20 页为宜。《药讯》作为内部刊物,没有出版形式的限制,可以装订成册,也可以以简报或网络发布形式出现,目前《药讯》仍以装订成册居多。

(二)查阅资料

充分利用专业期刊、报纸、网络等资源,撷取编辑其中的有用信息。各类专业期刊如《中国医院药学杂志》《中国临床药学杂志》《中国药理学通报》和《中国药房》等,报纸如《中国医药报》《健康报》等。网络资料应注意其信息的真实性,比较常用的国内医药学网站有国家卫生健康委员会、国家药品监督管理局、中华医学会、中国药物警戒、丁香园、中国临床药师论坛等。也可以从国外医药学报刊、网站翻译一些前沿知识,或者国外指南性质的文献,或者有关药物相互作用和药物评价的内容,如《美国医学新闻》《新英格兰医学期刊》等。

(三) 编辑、排版、打印

在编辑规范上,编写人员不应以《药讯》为内部刊物而忽略了对质量的追求,文字、排版、内容应按照国家标准和专业要求进行编辑,这样才能巩固《药讯》在读者中的地位,促进《药讯》的持续性发展。

一般文字采用"Word"形式,表格和数据采用"Excel"形式进行编排,重点部分或标题加粗,为避免文字的单一性,可以用艺术字或彩色字进行加工处理。插图尽量贴近文章内容,一般以医学或药学素材为主。对于比较长的文章可以用分栏或文本框操作。一般每篇文章都独占一页,最好不要续在上一篇的末尾。如果文章的末尾还空出一段,可以用插图或小篇文章进行修饰。

三、实训所需

1. 专业资料　《中国医院药学杂志》《中国临床药学杂志》《中国药理学通报》《中国药房》《中国医药报》《健康报》等。

2. 网络资源　国家卫生健康委员会、国家药品监督管理局、中华医学会、中国药物警戒、丁香园、中国临床药师论坛等网站。

3. 实训设备　计算机、打印机等。

四、实训要点

(一) 实训安排

1.《药讯》设计　设计包含栏目、封面、目录、正文和封底等设计,《药讯》必设栏目包括药事动态、研究前沿、药品安全警戒、合理用药、医院药事,其他栏目自拟。

2.《药讯》编写　充分利用专业期刊、报纸、网络等资源查阅、收集、整理资料,实施编写任务。要求每位学生 2 周内完成《药讯》一份,正文字数不少于 3 000 字,完成编辑、排版,定稿打印纸质版提交给老师。

3. 实训考核　编写《药讯》的实训考核见表 8-1。

(二) 实训注意

1. 正确把握《药讯》的定位,侧重于报道临床实际需要的药物相关内容,具有学术性、科技性、情报性和普及性的特点。

2.《药讯》内容体现实用、及时、全面和严谨的特点。

(三) 实训流程

编写《药讯》的实训流程如图 8-4 所示。

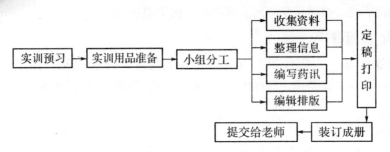

图8-4 编写《药讯》实训流程图

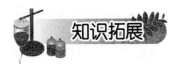

电子版医院《药讯》

医院《药讯》资料来源通常包括三部分：① 医院药事,如医院合理用药、药物不良反应监测情况、处方评价情况等。② 专业期刊、报刊、网络等资源。③ 自由撰稿,稿件来源于医院医务人员。学生编写《药讯》资料来源通常为专业期刊、报纸、网络资源等。《药讯》纸质版便于读者阅读,也适合收藏保存。但信息更新、出版周期有限,随着科学技术的进步,很多医院都建立了内部局域网络,出版电子版的《药讯》。电子版《药讯》成本较低,出版周期短,形式多样,能更及时、广泛地报道药学信息。医院药学部门应充分利用临床药学室丰富的药学资源,建立院内局域网药讯网站,从而使药学资源得以共享,方便医药护之间的药学信息交流,也使临床药学的情报收集工作更加及时、高效,使《药讯》发挥愈来愈重要的作用。

1. 编写《药讯》的目的是什么?

2. 《药讯》通常包含哪些内容?

3.《药讯》资料来源有哪些渠道？

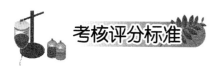 考核评分标准

表8-1 编写《药讯》实训考核评分表

班级：   姓名：   学号：   得分：

项 目	分值	实训考核指标	得分及扣分依据
封面 （10分）	5	封面简洁，图案明快	
	5	标题完整	
目录 （20分）	10	目录完整	
	10	栏目多样（不少于五个必设栏目）	
正文 （60分）	5	内容实用、及时、全面、严谨	
	5	围绕药物相关知识，紧密联系临床	
	5	药事动态	
	5	研究前沿	
	5	药品安全警戒	
	5	合理用药	
	5	医院药事	
	5	其他栏目	
	10	稿件来源真实、准确、有标注	
	10	字数、文字、排版符合要求	
封底 （10分）	5	封底符合要求	
	5	装订成册	
总分			

监考教师：   考核时间：

（杨冬梅）

实训九 门诊处方点评

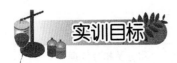

实训目标

1. 掌握《处方管理办法》和《医院处方点评管理规范(试行)》相关内容。
2. 学会处方点评,认识处方标准,识别不规范处方和用药不适宜处方。
3. 了解超常处方。

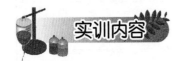

实训内容

一、实训目的

依据《处方管理办法》《医疗机构药事管理规定》和《医院处方点评管理规范(试行)》等开展处方点评实训项目,旨在提高学生安全用药、合理用药意识,学会处方点评基本技能,奠定在零售药店实习或任职的专业实践基础。

二、实训相关知识

(一)处方的定义和格式

根据《处方管理办法》,处方是指由注册的执业医师和执业助理医师在诊疗活动中根据医疗、预防、保健需要,按照诊疗规范、药品说明书中的药品适应证、药理作用、用法、用量、禁忌、不良反应和注意事项等为患者开具的、由取得药学专业技术职务任职资格的药学专业技术人员(简称药师)审核、调配、核对,并作为患者用药凭证的医疗文书。

处方的格式包括前记、正文和后记三个部分(图9-1)。

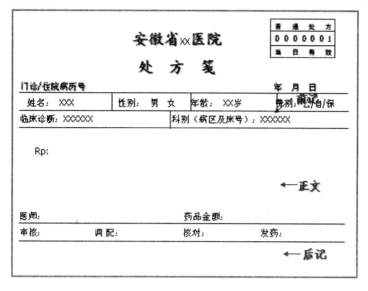

图 9 - 1　处方的格式

1. 前记　包括医疗机构名称、处方编号、患者姓名、性别、年龄、门诊或住院病历号,科别或病区和床位号、临床诊断、开具日期等,并可添加特殊要求的项目。麻醉药品和第一类精神药品处方还应当包括患者身份证明编号,代办人姓名、身份证明编号。

2. 正文　以 Rp 或 R(拉丁文 Recipe 的缩写)标示,分列药品名称、剂型、规格、数量、用法用量。

3. 后记　医师签名或者加盖专用签章,药品金额以及审核、调配,核对、发药药师签名或者加盖专用签章。

(三) 处方点评的目的

处方点评是根据相关法规、技术规范二,对处方书写的规范性及药物临床使用的适宜性(用药适应证、药物选择、给药途径、用法用量、药物相互作用、配伍禁忌等)进行评价,发现存在或潜在的问题,制定并实施干预和改进措施,促进临床药物合理应用的过程。处方点评是医院持续医疗质量改进和药品临床应用管理的重要组成部分,是提高临床药物治疗学水平、促进合理用药、保障医疗安全的重要手段。

(三) 处方点评的标准

处方点评结果分为合理处方和不合理处方。不合理处方包括不规范处方、用药不适宜处方及超常处方。目前医药信息更新快,药品说明书的更新往往具有滞后性。因此,不可仅凭说明书草率判定处方合理性,应不断学习,与时俱进,参照新规范、新指南、新共识等更新点评方法。

1. 判断为不规范处方情况

(1) 处方的前记、正文、后记内容缺项,书写不规范或者字迹难以辨认的。

(2) 医师签名、签章不规范或者与签名、签章的留样不一致的。

(3) 药师未对处方进行适宜性审核的(处方后记的审核、调配、核对、发药栏目无审核调配

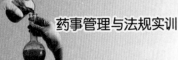

药师及核对发药药师签名，或者单人值班调剂未执行双签名规定）。

（4）新生儿、婴幼儿处方未写明日、月龄的。

（5）西药、中成药与中药饮片未分别开具处方的。

（6）未使用药品规范名称开具处方的。

（7）药品的剂量、规格、数量、单位等书写不规范或不清楚的。

（8）用法、用量使用"遵医嘱""自用"等含糊不清字句的。

（9）处方修改未签名并注明修改日期，或药品超剂量使用未注明原因和再次签名的。

（10）开具处方未写临床诊断或临床诊断书写不全的。

（11）单张门急诊处方超过五种药品的。

（12）无特殊情况下，门诊处方超过 7 日用量，急诊处方超过 3 日用量，慢性病、老年病或特殊情况下需要适当延长处方用量未注明理由的。

（13）开具麻醉药品、精神药品、医疗用毒性药品、放射性药品等特殊管理药品处方未执行国家有关规定的。

（14）医师未按照抗菌药物临床应用管理规定开具抗菌药物处方的。

（15）中药饮片处方药物未按照"君、臣、佐、使"的顺序排列，或未按要求标注药物调剂、煎煮等特殊要求的。

不规范处方如图 9-2～图 9-6 所示。

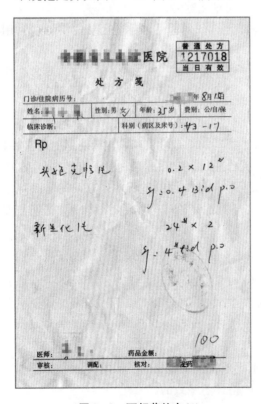

图 9-2 不规范处方（1）

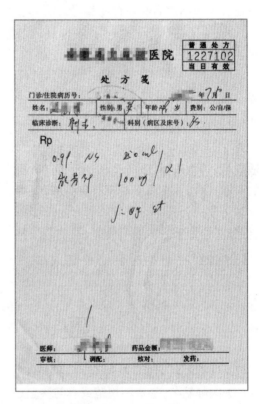

图 9-3 不规范处方（2）

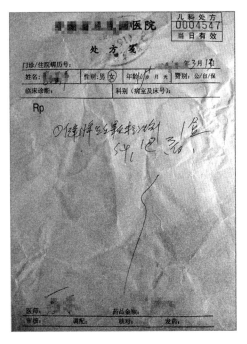

图9-4 不规范处方(3)

图9-5 不规范处方(4)

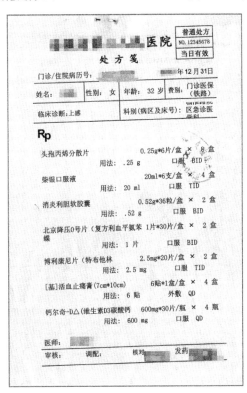

普通处方
NO. 12345678
当日有效

处方笺

门诊/住院病历号：　　　　　年12月31日

姓名：　　　性别：女　年龄：32岁　费别：门诊医保（铁路）

临床诊断：上感　科别(病区及床号)：区急诊医学科

Rp

头孢丙烯分散片　　　0.25g*6片/盒　×　8盒
　　用法：.25 g　　口服　BID

柴银口服液　　　20ml*6支/盒　×　4盒
　　用法：20 ml　　口服　TID

消炎利胆软胶囊　　0.52g*36粒/盒　×　2盒
　　用法：.52 g　　口服　BID

北京降压0号片(复方利血平氨苯蝶）1片*30片/盒　×　2盒
　　用法：1 片　　口服　BID

博利康尼片(特布他林　2.5mg*20片/盒　×　2盒
　　用法：2.5 mg　　口服　TID

[菌]活血止痛膏(7cm*10cm)　6贴*1盒/盒　×　4盒
　　用法：6 贴　　外敷　QD

钙尔奇-D△(维生素D3碳酸钙）600mg*30片/瓶　×　4瓶
　　用法：600 mg　　口服　QD

医师：　　　

审核：　　调配：　　核对：　　发药：

图9-6 不规范处方(5)

处方点评：

图9-2处方，开具处方未写临床诊断。

图9-3处方，未使用药品规范名开具处方。

图9-4处方，处方的前记内容缺项。

图9-5处方，开具精神药品处方未执行国家有关规定，无审核及核对药师签名。

图9-6处方，单张门诊处方超过五种药品，门诊处方超过7日用量。

2. 判断为用药不适宜处方情况

（1）适应证不适宜的。

（2）遴选的药品不适宜的。

（3）药品剂型或给药途径不适宜的。

（4）无正当理由不首选国家基本药物的。

（5）用法、用量不适宜的。

（6）联合用药不适宜的。

（7）重复给药的。

（8）有配伍禁忌或者不良相互作用的。

（9）其他用药不适宜情况的。

用药不适宜处方见图9-7～图9-10所示。

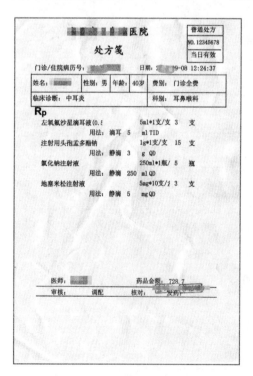

图9-7 不适宜处方（1）

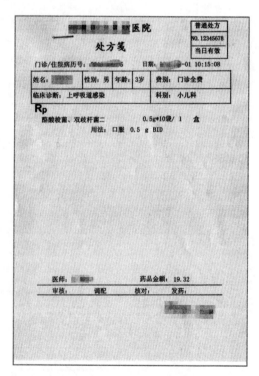

图9-8 不适宜处方（2）

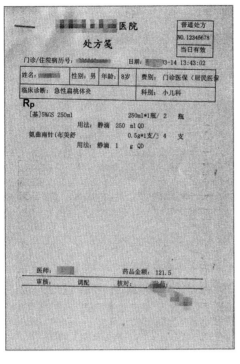

图 9-9　不适宜处方（3）

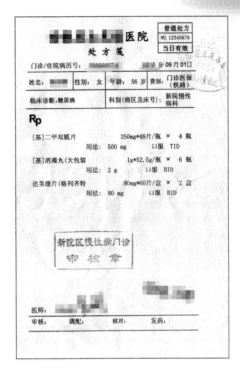

图 9-10　不适宜处方（4）

处方点评：

图 9-7处方，用法、用量不适宜和适应证不适宜。头孢孟多酯钠成人通常剂量是（0.5~1.0）g/（4~8）h，该处方中头孢孟多酯钠静滴的用法、用量是 3 g qd，不适宜；该处方诊断为中耳炎，静脉使用地塞米松为适应证不适宜。

图 9-8处方，适应证不适宜。处方诊断为上呼吸道感染，处方开具治疗急慢性腹泻和消化不良的酪酸梭菌、双歧杆菌二联活菌散。

图 9-9处方，遴选药品不适宜和用法、用量不适宜。处方诊断是急性扁桃体炎，急性扁桃体炎的病原菌主要是革兰阳性球菌，而氨曲南是用于治疗革兰阴性菌感染，所以遴选药品不适宜；氨曲南的半衰期是 1.5~2 小时，处方中"QD"给药不适宜。

图 9-10处方，重复用药。处方中消渴丸为中成药，主要成分是格列本脲，它与格列齐特同属于磺酰脲类降糖药，所以是重复用药。

3. 判断为超常处方情况

（1）无适应证用药。

（2）无正当理由开具高价药的。

（3）无正当理由超说明书用药的。

（4）无正当理由为同一患者同时开具 2 种以上药理作用相同药物的。

超常处方如图 9-11、图 9-12所示。

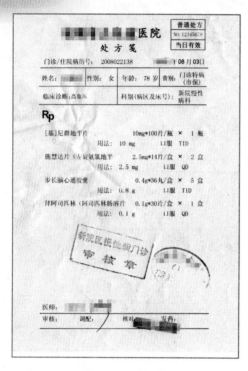

图 9-11 超常处方(1)

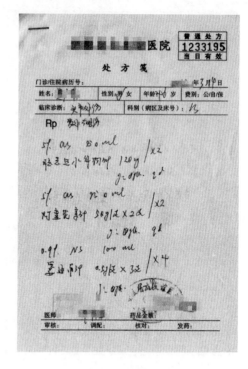

图 9-12 超常处方(2)

处方点评:

图 9-11 处方,无正当理由同时开具 2 种钙离子拮抗药尼群地平片和左旋氨氯地平片。

图 9-12 处方,超说明书用药。灯盏花素静脉注射的成人常用量为一次 20~50 mg,一日 1 次,该处方中灯盏花素一次用 100 mg,为超说明书用药。

三、实训所需

1. 专业资料 《处方管理办法》《医疗机构药事管理规定》《医院处方点评管理规范(试行)》《中药处方格式及书写规范》以及药品说明书、门诊处方等。

2. 硬件设备 计算机、打印机等。

四、实训要点

(一) 实训安排

1. 班级分组 将学生分成若干小组,每组 5 人左右。

2. 抽取处方 每组随机等间距抽取不同时间内的门诊处方 10 例以上。

3. 填写点评表 填写《处方点评工作表》(表 9-1),对点评结果做好书面记录。

4. 点评汇报 召开班级讨论会,每小组派一名代表汇报点评结果情况。

5. 实训考核 门诊处方点评实训考核表见表 9-2。

（二）实训注意

1. 利用网络资源查阅相关疾病诊治指南、药物临床应用指导原则和专家共识等更新点评方法。

2. 处方点评坚持科学、公正、务实的原则。

（三）实训流程

门诊处方点评实训流程如图9-13所示。

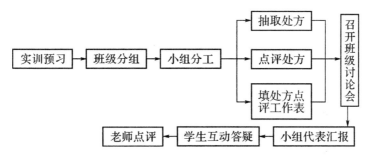

图9-13　门诊处方点评实训流程图

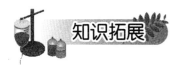

中药注射剂临床使用基本原则

1. 选用中药注射剂应严格掌握适应证，合理选择给药途径。能口服给药的，不选用注射给药；能肌内注射给药的，不选用静脉注射或滴注给药。必须选用静脉注射或滴注给药的应加强监测。

2. 辨证施药，严格掌握功能主治。临床使用应辨证用药，严格按照药品说明书规定的功能主治使用，禁止超功能主治用药。

3. 严格掌握用法用量及疗程。按照药品说明书推荐剂量、调配要求、给药速度、疗程使用药品。不可超剂量、过快滴注和长期连续用药。

4. 严禁混合配伍，谨慎联合用药。中药注射剂应单独使用，禁忌与其他药品混合配伍使用。谨慎联合用药，如确需联合使用其他药品时，应谨慎考虑与中药注射剂的间隔时间以及药物相互作用等问题。

5. 用药前应仔细询问过敏史，对过敏体质者应慎用。

6. 对老人、儿童、肝肾功能异常患者等特殊人群和初次使用中药注射剂的患者应慎重使用，加强监测。对长期使用的在每个疗程间要有一定的时间间隔。

思考题

1. 处方点评的目的是什么?

2. 不合理处方包括哪几种情况?

3. 处方点评的依据有哪些?

表 9-1 处方点评工作表

医疗机构名称:
点评人:
填表日期:

序号	处方日期（年月日）	年龄（岁）	诊断	药品品种	抗菌药(0/1)	注射剂(0/1)	国家基本药物品种数	药品通用名数	处方金额	处方医师	审核、调配药师	核对、发药药师	是否合理(0/1)	存在问题（代码）
1														
2														
3														
4														
5														
......														
总计				A=	C=	E=	G=	I=	K=				O=	
平均				B=					L=				P=	
%					D=	F=	H=	J=						

注：

1. 有＝1 无＝0；结果保留小数点后一位。

A：用药品种总数；

B：平均每张处方用药品种数＝A/处方总数；

C：使用抗菌药的处方数；

D：抗菌药使用百分率＝C/处方总数；

E：使用注射剂的处方数；

F：注射剂使用百分率＝E/处方总数；

G：处方中基本药物品种总数；

H：国家基本药物占处方用药的百分率＝G/A；

I：处方中使用药品通用名总数；

J：药品通用名占处方用药的百分率＝I/A；

K：处方总金额；

L：平均每张处方金额＝K/处方总数；

O：合理处方总数；

P：合理处方百分率：O/处方总数。

2. 存在问题代码

(1) 不规范处方：

1—1 处方的前记、正文、后记内容缺项，书写不规范或者字迹难以辨认的；

1—2 医师签名、签章不规范或者与签名、签章的留样不一致的；

1—3 药师未对处方进行适宜性审核的(处方后记的审核、调配、核对、发药栏目无审核调配药师及核对发药药师签名，或者单人值班调剂未执行双签名规定)；

1—4 新生儿、婴幼儿处方未写明日、月龄的；

1—5 西药、中成药与中药饮片未分别开具处方的；

1—6 未使用药品规范名称开具处方的；

1—7 药品的剂量、规格、数量、单位等书写不规范或不清楚的；

1—8 用法、用量使用"遵医嘱""自用"等含糊不清字句的；

1—9 处方修改未签名并注明修改日期，或药品超剂量使用未注明原因和再次签名的；

1—10 开具处方未写临床诊断或临床诊断书写不全的；

1—11 单张门急诊处方超过五种药品的；

1—12 无特殊情况下，门诊处方超过7日用量，急诊处方超过3日用量，慢性病、老年病或特殊情况下需要适当延长处方用量未注明理由的；

1—13 开具麻醉药品、精神药品、医疗用毒性药品、放射性药品等特殊管理药品处方未执行国家有关规定的；

1—14 医师未按照抗菌药物临床应用管理规定开具抗菌药物处方的；

1—15 中药饮片处方药物未按照"君、臣、佐、使"的顺序排列，或未按要求标注药物调剂、煎煮等特殊要求的。

(2) 用药不适宜处方：

1—1 适应证不适宜的；

1—2 遴选的药品不适宜的；

1—3 药品剂型或给药途径不适宜的；

1—4 无正当理由不首选国家基本药物的；

1—5 用法、用量不适宜的；

1—6 联合用药不适宜的；

1—7 重复给药的；

1—8 有配伍禁忌或者不良相互作用的；

1—9 其他用药不适宜情况的。

(3) 出现下列情况之一的处方应当判定为超常处方：

1—1 无适应证用药；

1—2 无正当理由开具高价药的；

1—3 无正当理由超说明书用药的；

1—4 无正当理由为同一患者同时开具2种以上药理作用相同药物的。

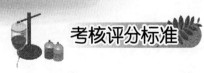考核评分标准

表 9 - 2   门诊处方点评实训考核评分表

班级：   姓名：   学号：   得分：

项　目	分值	实训考核指标	得分及扣分依据
处方要求 （20 分）	10	处方数量符合要求	
	10	处方抽取方法科学	
点评情况 （50 分）	5	小组分工合理	
	5	点评内容包含处方书写的规范性及药物临床使用的适宜性	
	10	点评方法科学、分析准确	
	10	点评结果正确、有依据	
	10	处方点评工作表填写规范	
	10	记录完整	
汇报情况 （30 分）	10	语言表达清晰流畅,专业用语规范	
	10	点评结论正确	
	10	有总结	
总分			

监考教师：   考核时间：

（杨冬梅）

实训十 门诊药品调配

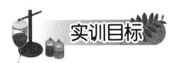

1. 掌握处方的组成与格式以及处方调配的相关知识。
2. 学会审核处方和正确调配药品。
3. 了解用药指导。

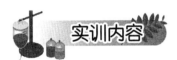

一、实训目的

通过门诊药品调配的实训,掌握处方审核、正确调配药品,使学生认识到药品调配工作每个环节的工作质量对患者药物治疗都将产生影响。

二、实训相关知识

(一)《药品管理法》的相关规定

1. 非药学技术人员不得直接从事药剂技术工作。

2. 依法经过资格认定的药师或者其他药学技术人员调配处方,应当进行核对,对处方所列药品不得擅自更改或者代用。对有配伍禁忌或者超剂量的处方,应当拒绝调配;必要时,经处方医师更正或者重新签字,方可调配。

(二)《医疗机构药事管理规定》的相关规定

1. 医疗机构应当遵循有关药物临床应用指导原则、临床路径、临床诊疗指南和药品说明书等合理使用药物;对医师处方、用药医嘱的适宜性进行审核。

2. 药学专业技术人员应当严格按照《药品管理法》《处方管理办法》以及药品调剂质量管理

规范等法律、法规、规章制度和技术操作规程,认真审核处方或者用药医嘱,经适宜性审核后调剂配发药品。发出药品时应当告知患者用法、用量和注意事项,指导患者合理用药。为保障患者用药安全,除药品质量原因外,药品一经发出,不得退换。

(三)《处方管理办法》的相关规定

1. 本办法所称处方,是指由注册的执业医师和执业助理医师(以下简称"医师")在诊疗活动中为患者开具的、由取得药学专业技术职务任职资格的药学专业技术人员(以下简称"药师")审核、调配、核对,并作为患者用药凭证的医疗文书。处方包括医疗机构病区用药医嘱单。

2. 处方书写应当符合下列规则:

(1)患者一般情况、临床诊断填写清晰、完整,并与病历记载相一致。

(2)患者年龄应当填写实足年龄,新生儿、婴幼儿写日、月龄,必要时要注明体重。

(3)字迹清楚,不得涂改;如需修改,应当在修改处签名并注明修改日期。

(4)药品名称应当使用规范的中文名称书写,没有中文名称的可以使用规范的英文名称书写;医疗机构或者医师、药师不得自行编制药品缩写名称或者使用代号;书写药品名称、剂量、规格、用法、用量要准确规范,药品用法可用规范的中文、英文、拉丁文或者缩写体书写,但不得使用"遵医嘱""自用"等含糊不清的字句。

(5)西药和中成药可以分别开具处方,也可以开具一张处方,中药饮片应当单独开具处方。

(6)开具西药、中成药处方,每一种药品应当另起一行,每张处方不得超过5种药品。

(7)中药饮片处方的书写,一般应当按照"君、臣、佐、使"的顺序排列;调剂、煎煮的特殊要求注明在药品右上方,并加括号,如布包、先煎、后下等;对饮片的产地、炮制有特殊要求的,应当在药品名称之前写明。

(8)药品用法、用量应当按照药品说明书规定的常规用法、用量使用,特殊情况需要超剂量使用时,应当注明原因并再次签名。

(9)除特殊情况外,应当注明临床诊断。

(10)开具处方后的空白处划一斜线以示处方完毕。

3. 药品剂量与数量用阿拉伯数字书写,剂量应当使用法定剂量单位。

4. 处方开具当日有效。特殊情况下需延长有效期的,由开具处方的医师注明有效期限,但有效期最长不得超过3天。

5. 处方一般不得超过7日用量;急诊处方一般不得超过3日用量;对于某些慢性病、老年病或特殊情况,处方用量可适当延长,但医师应当注明理由。医疗用毒性药品、放射性药品的处方用量应当严格按照国家有关规定执行。

6. 为门(急)诊患者开具的麻醉药品注射剂,每张处方为一次常用量;控缓释制剂,每张处方不得超过7日常用量;其他剂型,每张处方不得超过3日常用量。

第一类精神药品注射剂,每张处方为一次常用量;控缓释制剂,每张处方不得超过7日常用量;其他剂型,每张处方不得超过3日常用量。哌醋甲酯用于治疗儿童多动症时,每张处方不得超过15日常用量。

第二类精神药品一般每张处方不得超过 7 日常用量;对于慢性病或某些特殊情况的患者,处方用量可以适当延长,医师应当注明理由。

7. 为门(急)诊癌症疼痛患者和中、重度慢性疼痛患者开具的麻醉药品、第一类精神药品注射剂,每张处方不得超过 3 日常用量;控缓释制剂,每张处方不得超过 15 日常用量;其他剂型,每张处方不得超过 7 日常用量。

8. 为住院患者开具的麻醉药品和第一类精神药品处方应当逐日开具,每张处方为 1 日常用量。

9. 对于需要特别加强管制的麻醉药品,盐酸二氢埃托啡处方为一次常用量,仅限于二级以上医院内使用;盐酸哌替啶处方为一次常用量,仅限于医疗机构内使用。

10. 医疗机构应当要求长期使用麻醉药品和第一类精神药品的门(急)诊癌症患者和中、重度慢性疼痛患者,每 3 个月复诊或者随诊一次。

11. 具有药师以上专业技术职务任职资格的人员负责处方审核、评估、核对、发药以及安全用药指导;药士从事处方调配工作。

12. 药师应当按照操作规程调剂处方药品。认真审核处方,准确调配药品,正确书写药袋或粘贴标签,注明患者姓名和药品名称、用法、用量、包装;向患者交付药品时,按照药品说明书或者处方用法,进行用药交待与指导,包括每种药品的用法、用量、注意事项等。

13. 药师应当认真逐项检查处方前记、正文和后记书写是否清晰、完整,并确认处方的合法性。

14. 药师应当对处方用药适宜性进行审核,审核内容包括:

(1)规定必须做皮试的药品,处方医师是否注明过敏试验及结果的判定。

(2)处方用药与临床诊断的相符性。

(3)剂量、用法的正确性。

(4)选用剂型与给药途径的合理性。

(5)是否有重复给药现象。

(6)是否有潜在临床意义的药物相互作用和配伍禁忌。

(7)其他用药不适宜情况。

15. 药师经处方审核后,认为存在用药不适宜时,应当告知处方医师,请其确认或者重新开具处方。药师发现严重不合理用药或者用药错误,应当拒绝调配,及时告知处方医师,并应当记录,按照有关规定报告。

16. 药师调剂处方时必须做到"四查十对":查处方,对科别、姓名、年龄;查药品,对药名、剂型、规格、数量;查配伍禁忌,对药品性状、用法用量;查用药合理性,对临床诊断。

17. 药师在完成处方调剂后,应当在处方上签名或者加盖专用签章。

三、实训所需

1. 实训场所　所在地医院门诊药房或模拟医院门诊药房。

2. 实训用品　药柜、药架、调剂台等配置,西药处方和相关药品、药袋等若干用具。

四、实训要点

(一) 实训安排

1. 实训方法　学生分组,每9人一大组,每3人一小组,分别轮换完成药品调配工作,小组成员分别扮演调配药师、核对药师和患者。

2. 实训步骤

(1) 接收处方:指从患者处接收处方。

(2) 审核处方:认真逐项检查处方前记、正文和后记书写是否清晰、完整,确认处方的合法性,并对处方用药适宜性进行审核,如图10-1所示。

(3) 调配处方:由调配药师对审核后的合格处方进行调配、包装、书写药袋并粘贴标签,如图10-2所示。

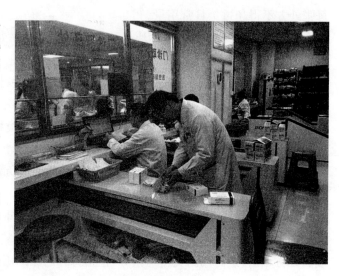

图 10-1　审核处方

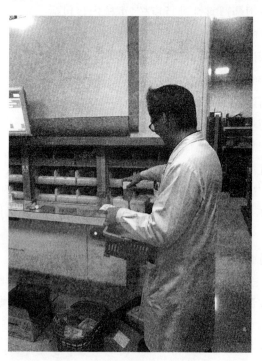

图 10-2　调配处方

（4）复核处方：由核对药师仔细核对所调配的药品与处方是否一致，核对正确无误后，发给患者，如图 10 - 3 所示。

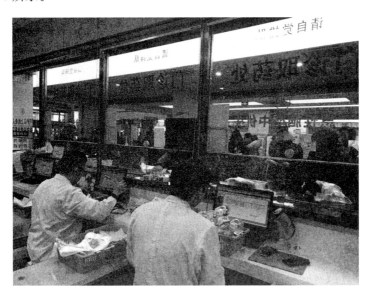

图 10 - 3　复核处方

（5）发药并指导用药：发药时再次核对患者信息并进行用药指导，详细交代用药方法、注意事项等，解答患者有关疑问。药师在完成处方调配后，应当在处方上签名或者加盖专用签章，如发药并指导用药见图 10 - 4 所示，处方盖章见图 10 - 5 所示。

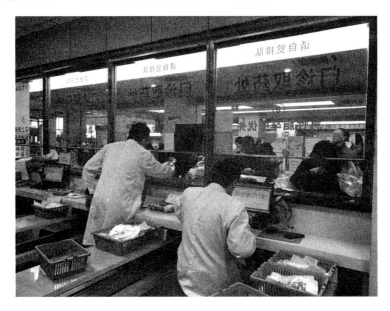

图 10 - 4　发药并指导用药

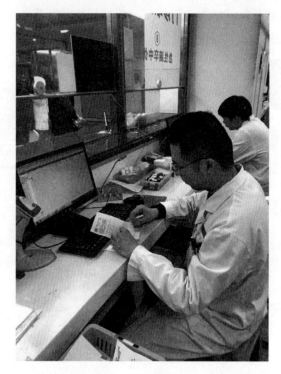

图 10－5　处方盖章

（6）三位同学进行角色互换，按同样方法重新进行实训。

3. 撰写实训报告　药品调配结束，每人完成 1 篇实训报告，内容包括实训目的、实训内容、实训结果及体会。报告字数不少于 1 000 字，实训结束一周内，提交给老师。

4. 实训考核　由实训指导老师对学生的实训完成过程进行考核，实训考核见表 10－1。

（二）实训注意

1. 处方审核注意事项　审核处方要求以《处方管理办法》《药品管理法》等相关法规及《中华人民共和国药典》和相关药品说明书为主要依据。

2. 处方调配的注意事项

（1）药师调剂处方时必须做到"四查十对"。

（2）调配麻醉药品、精神药品、医疗用毒性药品按相关的法规规定执行。

（3）药品配齐后，逐条核对药名、剂型、规格、数量和用法，准确规范地书写标签，对需特殊贮存条件的药品应加贴醒目标签，以提示患者注意。一张处方调配完再调配下一张处方，要严格遵守操作规程，准确无误、有次序调配。最后，经两人复核无误签字后发出。

（4）发出的药品应注明患者姓名和药品名称、用法、用量，发药时呼叫患者姓名，确认无误后方可发给患者。

（5）药师在完成处方调剂后，应当在处方上签名或者加盖专用签章。

（三）实训流程

门诊药品调配实训流程如图 10-6 所示。

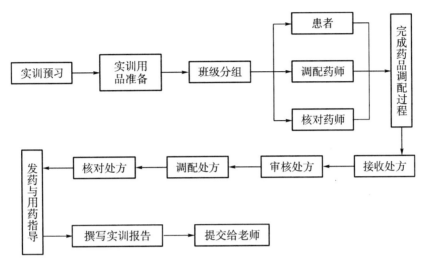

图 10-6　门诊药品调配实训流程图

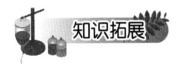

药师是处方审核工作的第一责任人

为规范医疗机构处方审核工作，促进合理用药，保障患者用药安全，2018 年 6 月 29 日国家卫生健康委员会、国家中医药管理局、中央军委后勤保障部 3 部门联合制定了《医疗机构处方审核规范》（以下简称《规范》）。《规范》要求所有处方均应当经审核通过后方可进入划价收费和调配环节，未经审核通过的处方不得收费和调配。《规范》明确规定药师是处方审核工作的第一责任人。药师应当对处方各项内容进行逐一审核。医疗机构可以通过相关信息系统辅助药师开展处方审核。对信息系统筛选出的不合理处方及信息系统不能审核的部分，应当由药师进行人工审核。

1. 处方审核的内容有哪些？审核的不合理处方如何处理？

2. 如何提高处方审核技能？

3. 调配药品时应注意哪些问题？

4. 如何做好用药指导工作？

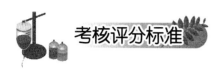考核评分标准

表 10 - 1　门诊药品调配实训考核评分表

班级：　　　　　姓名：　　　　　学号：　　　　　得分：

项　目	分值	实训考核指标	得分及扣分依据
处方审核 （30分）	10	审核处方书写正确性、完整性	
	10	审核处方用药适宜性	
	10	确认处方无误	
处方调配 （50分）	10	调配步骤正确	
	10	做到"四查十对"	
	10	调配结果正确	
	20	用药交代完整	
实训报告 （20分）	20	实训报告内容完整，字数不少于 1 000 字	
总　分			

监考教师：　　　　　　　　　　　　　考核时间：

（刘　俊）

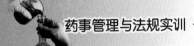

实训十一　静脉用药集中调配

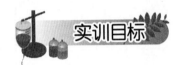

实训目标

1. 掌握静脉药物医嘱审核、打印标签、贴签摆药、混合调配及成品包装与发放的操作规程。
2. 学会普通静脉药物的调配操作规程。
3. 了解静脉用药集中调配工作的管理。

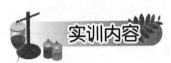

实训内容

一、实训目的

通过对静脉用药集中调配的实训,掌握静脉药物集中调配的工作流程和具体操作规程,使学生认识到必须严格按照规程进行操作,才能保证成品输液质量和确保临床用药安全、合理、有效。

二、实训相关知识

(一)静脉用药集中调配

静脉用药集中调配,是指医疗机构药学部门根据医师处方或用药医嘱,经药师进行适宜性审核,由药学专业技术人员按照无菌操作要求,在洁净环境下对静脉用药进行加药混合调配,使其成为可供临床直接静脉输注使用的成品输液操作过程。肠外营养液和危害药品静脉用药应当实行集中调配与供应。

(二)《静脉用药集中调配质量管理规范》的相关规定

1. 药师应当按《处方管理办法》有关规定和《静脉用药集中调配操作规程》,审核用药医嘱。
2. 摆药、混合调配和成品输液应当实行双人核对制;集中调配要严格遵守本规范和标准操作规程,不得交叉调配;调配过程中出现异常应当停止调配,立即上报并查明原因。

3. 医嘱经药师适宜性审核后生成输液标签,标签应当符合《处方管理办法》规定的基本内容,并有各岗位人员签名的相应位置。书写或打印的标签字迹应当清晰,数据正确完整。

4. 核对后的成品输液应当有外包装,危害药品应当有明显标识。

5. 成品输液应当置入各病区专用密封送药车,加锁或贴封条后由工人递送。递送时要与药疗护士有书面交接手续。

(三)《静脉用药集中调配操作规程》的相关规定

1. 审核处方或用药医嘱操作规程

药师应逐一审核患者静脉输液处方或医嘱,确认其正确性、合理性与完整性,主要包括以下内容。

(1)形式审查:处方或用药医嘱内容应当符合《处方管理办法》《病例书写基本规范》的有关规定,书写正确、完整、清晰,无遗漏信息。

(2)分析鉴别临床诊断与所选用药品的相符性。

(3)确认遴选药品品种、规格、给药途径、用法用量的正确性与适宜性,防止重复给药。

(4)确认静脉药物配伍的适宜性。

(5)确认选用溶媒的适宜性。

(6)确认静脉用药与包装材料的适宜性。

(7)确认药物皮试结果和药物严重或者特殊不良反应等重要信息。

(8)对处方或用药医嘱存在疑问或错误的,应当及时与处方医师沟通,请其调整并签名。对用药错误或者不能保证成品输液质量的处方或医嘱应当拒绝调配。

2. 贴签摆药与核对操作规程

(1)摆药前药师应当仔细核查输液标签是否准确、完整,如有错误或不全,应当告知审方药师校对纠正。

(2)将输液标签整齐地贴在输液袋(瓶)上,不得覆盖原始标签。按输液标签所列药品顺序摆药,按其性质、不同用药时间,分批次将药品放置于不同颜色的容器内;按病区、药物性质不同放置于不同的混合调配区内。

(3)摆药时需检查药品的品名、剂量、规格等是否符合标签内容,同时应当注意药品的完好性及有效期,应双人核对并签名或者盖签章。

(4)将摆好药品的容器通过传递窗送入洁净区操作间,按病区码放于药架(车)上。

3. 静脉用药混合调配操作规程

(1)调配操作前准备

1)在调配操作前30分钟,按操作规程启动洁净间和层流工作台净化系统,并确认其处于正常工作状态,操作间室温控制在18~26℃、湿度40%~65%、室内外压差符合规定,操作人员记录并签名。

2)按更衣操作规程,进入洁净区操作间,首先用蘸有75%乙醇的无纺布从上到下、从内到

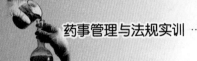

外擦拭层流洁净台内部的各个部位。

① 将摆好药品容器的药车推至层流洁净操作台附近相应的位置;

② 调配前药师应当按输液标签核对药品信息和药品完好性,确认无误后,进入加药混合调配操作程序。

(2) 调配操作程序

1) 选用适宜的一次性注射器,拆除外包装,旋转针头连接注射器,确保针尖斜面与注射器刻度处于同一方向,将注射器垂直放置于层流洁净台的内侧;

2) 用75%乙醇消毒输液袋(瓶)的加药处,放置于层流洁净台的中央区域;

3) 除去西林瓶盖,用75%乙醇消毒安瓿瓶颈或西林瓶胶塞,并在层流洁净台侧壁打开安瓿;

4) 抽取药液时,注射器针尖斜面应当朝上,紧靠安瓿瓶颈口抽取药液,然后注入输液袋(瓶)中,轻轻摇匀;

5) 溶解粉针剂,必要时可轻轻摇动(或置振荡器上)助溶,全部溶解混匀后,用同一注射器抽出药液,注入输液袋(瓶)内,轻轻摇匀;

6) 调配结束后,再次核对输液标签与所用药品名称、规格、用量,准确无误后在输液标签上签名或者盖签章,标注调配时间,并将调配好的成品输液和空西林瓶、安瓿与备份输液标签及其他相关信息一并放入筐内,以供检查者核对;

7) 通过传递窗将成品输液送至成品核对区,进入成品核对包装程序。

4. 成品输液的核对、包装与发放操作规程

(1) 成品输液的检查、核对操作规程:

1) 检查输液袋(瓶)有无裂纹,输液应无沉淀、变色、异物等;

2) 进行挤压试验,观察输液袋有无渗漏现象,尤其是加药处;

3) 按输液标签内容逐项核对所用输液和空西林瓶与安瓿的药名、规格、用量等是否相符;

4) 核检非整瓶(支)用量的患者的用药剂量和标识是否相符;

5) 确认无误后签名或盖签章;

6) 核查完成后,空安瓿等废弃物按规定进行处理。

(2) 经核对合格的成品输液,用适宜的塑料袋包装,按病区分别整齐放置于有病区标记的密闭容器内,送药时间及数量记录于送药登记本。

(3) 将密闭容器加锁或加封条,配送工人及时送至各病区。

三、实训所需

1. 实训场所　医院静脉用药集中调配中心(室)实地或模拟医院静脉用药集中调配中心(室)。

2. 实训用品　药品(静脉使用药物);75%乙醇,物料(一次性注射器、隔离衣、口罩、帽子和手套);医院常见静脉用药处方若干组。

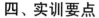

四、实训要点

（一）实训安排

1. 实训方法　学生分组，每 8 人一大组，每 2 人一小组，每小组分别轮换完成静脉用药集中调配的几项工作，每一大组共同完成整个工作流程。带教老师在静脉用药处方组选择一个静脉用药处方，为学生布置静脉用药集中调配的任务。

2. 实训步骤

（1）医嘱审核与打印标签

1）审核医嘱：确认其正确性、合理性与完整性。审核内容包括医嘱内容的形式审查以及临床用药的适宜性等。审核医嘱如图 11 - 1 所示。

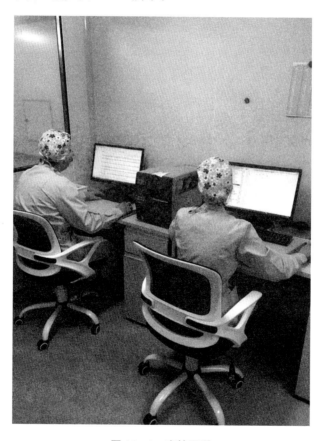

图 11 - 1　审核医嘱

2）打印标签：经药师适宜性审核的处方或用药医嘱打印成输液处方标签（简称：输液标签）。核对输液标签，按要求放置于相应容器内。

（2）贴签摆药与核对

按操作规程贴签、摆药、核对、签名，贴签摆药与核对如图 11 - 2 所示。

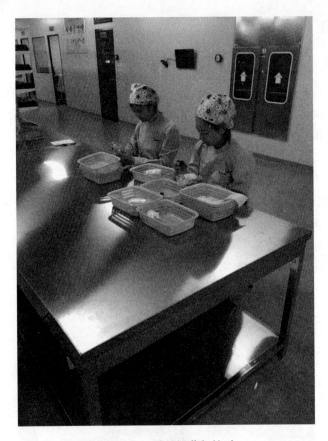

图 11-2　贴签摆药与核对

（3）混合调配

按操作规程进行调配前的准备工作和加药混合调配工作。混合调配如图 11-3 所示。

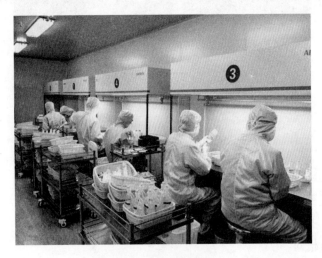

图 11-3　混合调配

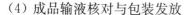

（4）成品输液核对与包装发放

1）成品输液核对：从调配处接收配制完成的成品输液，按操作规程进行核查。成品输液核对如图11-4所示。

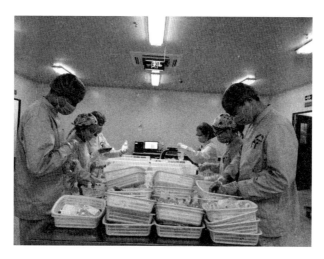

图 11-4　成品输液核对

2）包装与发放：经核对合格的成品输液，按操作规程包装与发放。按照不同病区成品输液包装如图11-5所示，成品输液发放如图11-6所示。

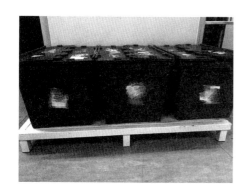

图 11-5　成品输液包装

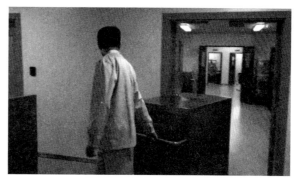

图 11-6　成品输液发放

3. 撰写实训报告　静脉用药集中调配结束后，每人完成1篇实训报告，内容包括：实训目的、实训内容、实训结果及体会。报告字数不少于1000字，实训结束一周内，提交给老师。

4. 实训考核　由实训指导老师对学生的实训完成过程进行考核，实训考核见表11-1。

（二）实训注意

1. 打印标签注意事项

（1）书写或打印的标签字迹应当清晰，数据正确完整。

（2）按规定应当做过敏性试验或者某些特殊性质药品的输液标签，应当有明显标识。

（3）药师在摆药准备或者调配时需特别注意的事项及提示性注解，如用药浓度换算、非整瓶（支）使用药品的实际用量等。

2. 摆药注意事项

（1）摆药时，确认同一患者所用同一种药品的批号相同。

（2）摆好的药品应当擦拭清洁后，方可传递入洁净室，但不应当将粉针剂西林瓶盖去掉。

（3）每日应当对用过的容器按规定进行整理、擦洗、消毒，以备下次使用。

3. 静脉用药混合调配注意事项

（1）不得采用交叉调配流程。

（2）静脉用药调配所用的药物，如果不是整瓶（支）用量，则必须将实际所用剂量在输液标签上明显标识，以便校对。

（3）若有两种以上粉针剂或注射液需加入同一输液时，应当严格按药品说明书要求和药品性质顺序加入。

（4）调配过程中，输液出现异常或对药品配伍、操作程序有疑点时应当停止调配，及时纠正，重新调配并记录。

4. 成品输液包装与发放注意事项

核对后的成品输液应当有外包装，未核对签名的输液不得包装，危害药品应当有明显标识，避光的输液必须加黑色避光袋。成品输液应当置入各病区专用密封送药车，必须加锁或贴封条后由工人递送。

（三）实训流程

静脉用药集中调配的实训流程如图 11-7 所示。

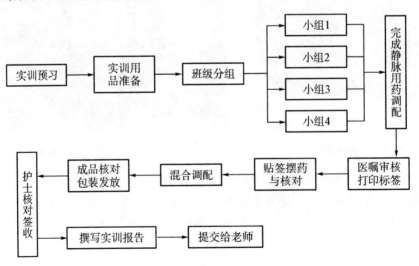

图 11-7　静脉用药集中调配实训流程图

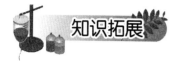

肠外营养和危害药品

肠外营养是经静脉途径供应病人所需要的营养要素,包括能量物质(碳水化合物、脂肪乳剂)、必需和非必需氨基酸、维生素、电解质及微量元素。目的是使病人在无法正常进食的状况下仍可以维持营养状况、使体重增加和创伤愈合,幼儿可维持生长、发育。肠外营养的途径有周围静脉营养和中心静脉营养。肠外营养分为完全肠外营养(total parenteral nutrition,TPN)和部分补充肠外营养(supplementary parenteral nutrition,SPN)。

危害药品是指能产生职业暴露危险或者危害的药品,即具有遗传毒性、致癌性、致畸性,或对生育有损害作用以及在低剂量下可产生严重的器官或其他方面毒性的药品,包括肿瘤化疗药品和细胞毒药品。

1. 处方审核的具体内容有哪些? 对于审核不适宜处方如何处理?

2. 打印标签时应注意哪些问题? 什么情况下要在标签上特殊加注提示?

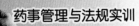

3. 静脉用药混合调配需要注意什么？

4. 成品输液核对的内容有哪些？

5. 成品包装与发放需要注意哪些？

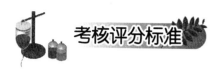考核评分标准

表 11-1 静脉用药调配实训考核评分表

班级：　　　　　姓名：　　　　　学号：　　　　　得分：

项　目	分值	实训考核指标	得分及扣分依据
医嘱审核与 打印标签(20分)	5	审核医嘱书写正确性、完整性	
	5	审核医嘱用药适宜性	
	10	打印输液标签是否准确、完整	
贴签摆药与 核对(20分)	10	贴签、摆药顺序是否正确	
	10	摆药是否双人核对与签名	
混合调配(20分)	10	调配操作前准备工作正确	
	10	调配操作程序规范	
成品输液核对与 包装发放(20分)	10	成品输液的检查、核对操作规范	
	10	成品输液的包装、标记、发放正确	
实训报告(20分)	20	实训报告内容完整,字数不少于1 000字	
总分			

监考教师：　　　　　　　　　　　考核时间：

（刘　俊）

实训十二 药品不良反应/事件 报告表填写

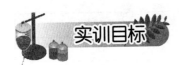

1. 掌握《药品不良反应报告和监测管理办法》对药品不良反应/事件监测与报告的相关规定。

2. 学会填写"药品不良反应/事件报告表"。

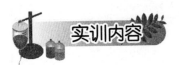

一、实训目的

通过药品不良反应/事件报告表填写的模拟训练,学会填写"药品不良反应/事件报告表",评价药品不良反应的关联性。

二、实训相关知识

(一)药品不良反应的概念

1. 药品不良反应(adverse drug reaction,ADR) 根据《药品不良反应报告和监测管理办法》,排除了无意或故意的超剂量误用、药物滥用及不按规定使用药品等情况,规定药品不良反应是指合格药品在正常用法用量下出现的与用药目的无关的有害反应。

2. 药品不良事件(adverse drug event,ADE) 指药物治疗过程中所发生的任何不幸的医疗卫生事件,而这种事件不一定与药物治疗有因果关系。药品不良事件不一定是药品不良反应,也可能是药品标准缺陷、药品质量问题、用药失误及药品滥用所造成的事件。药品不良事件包括的范围更大,在新药的安全评价中具有重要意义。

3. 药品群体不良事件 指同一药品在使用过程中,在相对集中的时间、区域内,对一定数量人群的身体健康或者生命安全造成损害或者威胁,需要予以紧急处置的事件。

（二）药品不良反应报告

1. **报告原则**　可疑即报,报告者不需要待有关药品与不良反应的关系确定后才上报。药品生产、经营企业和医疗机构发现或获知可疑药物的药品不良反应病例时,按要求填写"药品不良反应/事件报告表",新的、严重的药品不良反应应当在 15 日内报告,其中死亡病例须立即报告;其他药品不良反应应当在 30 日内报告。有随访信息的,应当及时报告。

2. **报告程序**　药品不良反应监测实行逐级、定期报告制度,必要时可越级上报。医疗机构上报药品不良反应的程序,一般先由医师或临床药师填写报告表,药学部门对收集的报告表进行整理、加工,再通过国家药品不良反应监测网(www. adrs. org. cn)报告;不具备在线报告条件的,应当通过纸质报表报所在地药品不良反应监测机构,由所在地药品不良反应监测机构代为在线报告。报告内容应当真实、完整、准确。

3. **报告内容**　药品不良反应的报告应填写"药品不良反应/事件报告表",由国家药品监督管理局统一印制。报告人应根据要求采集相关信息,主要内容如表12-1。

表 12-1　药品不良反应/事件报告表

首次报告□　　　　　　跟踪报告□　　　　　　　　　　　　　编码:

报告类型:新的□　严重□　一般□

报告单位类别:医疗机构□　经营企业□　生产企业□　个人□　其他□

患者姓名:	性别:男□　女□	出生日期:　　年　月　日　或年龄:	民族:	体重(kg):	联系方式:
原患疾病:	医院名称:　病历号/门诊号:		既往药品不良反应/事件:有□　无□　不详□　家族药品不良反应/事件:有□　无□　不详□		
相关重要信息:吸烟史□　饮酒史□　妊娠期□　肝病史□　肾病史□　过敏史□　其他□					

药品	批准文号	商品名称	通用名称（含剂型）	生产厂家	生产批号	用法用量（次剂量、途径、日次数）	用药起止时间	用药原因
怀疑药品								
并用药品								

不良反应/事件名称:	不良反应/事件发生时间:　　年　月　日

不良反应/事件过程描述(包括症状、体征、临床检验等)及处理情况(可附页):

不良反应/事件的结果:痊愈□ 好转□ 未好转□ 不详□ 有后遗症□ 表现:死亡□ 直接死因: 死亡时间: 年 月 日

停药或减量后,反应/事件是否消失或减轻? 是□ 否□ 不明□ 未停药或未减量□ 再次使用可疑药品后是否再次出现同样反应/事件? 是□ 否□ 不明□ 未再使用□

对原患疾病的影响:不明显□ 病程延长□ 病情加重□ 导致后遗症□ 导致死亡□

关联性评价	报告人评价: 肯定□ 很可能□ 可能□ 可能无关□ 待评价□ 无法评价□ 签名: 报告单位评价: 肯定□ 很可能□ 可能□ 可能无关□ 待评价□ 无法评价□ 签名:
报告人信息	联系电话: 职业:医生□ 药师□ 护士□ 其他□
	电子邮箱: 签名:
报告单位信息	单位名称: 联系人: 电话: 报告日期: 年 月 日
生产企业 请填写信息来源	医疗机构□ 经营企业□ 个人□ 文献报道□ 上市后研究□ 其他□
备注	

(三) 药品不良反应报告评价

负责不良反应报告评价的人员应当对收集到的药品不良反应报告和监测资料进行分析和评价,并采取有效措施减少和防止药品不良反应的重复发生。评价包括四方面内容。

1. 界定 不良反应报告需对不良反应做出如下界定:

(1) 新的 ADR:是指药品说明书中未载明的不良反应。

(2) 严重 ADR:是指因服用药品引起以下损害情形之一的反应。① 引起死亡;② 致癌、致畸、致出生缺陷;③ 对生命有危险并能够导致人体永久的或显著的伤残;④ 对器官功能产生永久损伤;⑤ 导致住院或住院时间延长。

(3) 一般的 ADR:是指除新的、严重的 ADR 以外的所有不良反应。

2. 不良反应因果关系评价原则 药物不良反应报告者需要对不良反应发生的因果关系进行分析研究,确定其发生是否由药物引起,还是由其他因素引起。因果分析主要根据以下五项原则。

(1) 判断用药与不良反应出现有无合理的时间关系:应详细询问患者发生不良反应前后的用药情况,确定不良反应是否在用药期间发生。

（2）明确不良反应是否符合该药已知的不良反应类型：若有过相关报道和评述,则可能有因果关系的存在。若没有,则需进行更详细的研究,确定是否属于新发生或者新发现的不良反应,并寻找发生的可能原因以及药理学基础,以便解释和确定彼此间的关系。

（3）证实不良反应消失或者减轻与停药或者减量的关系：不良反应一旦发生,可根据情况停药并且采取对症治疗措施,若在停药后症状得以缓解或者根除,则可以认为两者间可能存在因果关系。

（4）确定再次使用可疑药物是否再次出现同样的反应：若用药再次出现相同症状,停药后再次消失,以前确定的因果关系被再次证实,则可认为两者之间确实存在因果关系。若再次用药不出现相同症状,则依据现有的理论解释,如果能加以解释,可以确定与药物的使用存在因果关系,如果无法解释,则怀疑或者否定存在因果关系。

（5）解释不良反应与合用药物作用、患者病情进展、其他治疗措施的关系：通过详细询问病史和查阅病历,寻找是否存在影响或者干扰该种因果关系的其他因素,如饮食因素、环境因素等。

3. 评价不良反应关联性　评价药物不良反应的发生是否与所用的药物有关,是确定药物不良反应的重要环节。依据分析不良反应因果关系的五项原则,将关联性评价分为肯定、很可能、可能、可能无关、待评价、无法评价 6 级（表 12－2）。报告者应将评价结果填入"药品不良反应/事件报告表"中。

表 12－2　药物不良反应关联性评价分级标准

等级	原则 1	原则 2	原则 3	原则 4	原则 5
肯定	＋	＋	＋	＋	－
很可能	＋	＋	＋	？	－
可能	＋	＋	±	？	±
可能无关	＋	－	±	？	±
待评价	需要补充材料才能评价				
无法评价	评价的必需资料无法获得				

注：＋表示肯定；－表示否定；±表示难以肯定或否定；？表示不明。

4. 报告处置　所有的报告将会录入数据库,专业人员会分析药品和不良反应/事件之间的关系。根据药品风险的普遍性或者严重程度,决定是否需要采取相关措施,如在药品说明书中加入警示信息,更新药品如何安全使用的信息等。在极少数情况下,当认为药品的风险大于效益时,药品也会撤市。

三、实训所需

1. 专业资料　《药品不良反应报告和监测管理办法》。
2. 实训场所　模拟医院临床药学室。

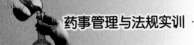

3. 记录工具 计算机、打印机和"药品不良反应/事件报告表"等。

四、实训要点

(一)实训安排

1. 班级分组 4~5人一组,分别轮换完成相应任务。

2. 实训步骤

(1) 模拟调查:每组同学选取一例药品不良反应/事件案例,一名扮演患者,一名扮演药师,对药品不良反应/事件情况进行模拟调查,记录基本情况,包括患者一般情况、用药情况,不良反应/事件具体表现、处理及患者预后。

案例1:患者,男性,67岁,因心绞痛入院,诊断为冠心病,使用单硝酸异山梨酯注射液 20 mg+5% GS 250 ml 静滴,每日1次,用药6小时后,患者起床站立出现晕厥,此时测血压 75/50 mmHg,立即平卧 2~3 min 自行清醒,停用该药患者未再出现以上症状。

案例2:患者,女性,25岁,因肺部感染使用注射用头孢曲松钠 1 g+5% GS 100 ml 静滴,每日1次,用药约 10 min 后,出现胸闷、头晕,观察患者口唇发绀,面色苍白,意识恍惚,测血压 70/40 mmHg。立即停药并给予吸氧,皮下注射肾上腺素 1 mg,静脉推注地塞米松注射液 10 mg,约 15 min 后,上述症状缓解,测血压 110/70 mmHg,留院观察。

案例3:患者,男性,50岁,因败血症于 2016 年 7 月 4 日使用注射用盐酸万古霉素 1 g+0.9% NS 250 ml 静滴,每日2次。患者用药前肾功能及尿量均正常。7 月 5 日患者尿量明显减少,300 ml/d。急查肾功能,肌酐 476 μmol/L,尿素氮 22.4 mmol/L。立即停用万古霉素。停药后患者尿量逐渐增多,至 7 月 10 日尿量恢复正常。7 月 11 日复查肾功能,肌酐 128 μmol/L,尿素氮 6.9 mmol/L。

(2) 分析调查结果:每组同学针对药品不良反应/事件的调查结果,分析讨论,准确完整填写"药品不良反应/事件报告表"。

(3) 实训考核:药品不良反应/事件报告表填写实训考核见表 12-3。

(二)实训注意

1. 尽可能详细地填写报告表中所要求的项目。有些内容确实无法获得时,可填写"不详"。

2. 在上报不良反应报告时,注意区分一般的、新的和严重的不良反应概念,避免出现病例报告分类错误。

3. 不良反应名称应使用规范的不良反应诊断名称填写。尽量填写能够检索到的、规范的名称(即在 WHO 药品不良反应术语集中所收录的名称)。

4. 不良反应过程描述应包括:事件(不良反应)的发生、发展的完整过程,即不良反应表现、动态变化、持续时间、相关治疗和有关的实验室辅助检查结果。

5. 明确不良反应的结果,包括治愈、好转、有后遗症、死亡等。

6. 药品不良反应关联性评价结果分为6级,是根据不良反应分析的五项原则做出的判断。

（三）实训流程

药品不良反应/事件报告表填写实训流程如图 12-1 所示。

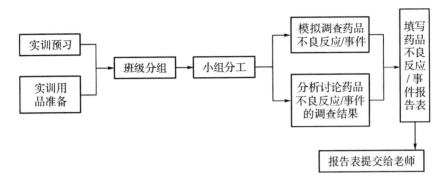

图 12-1　药品不良反应/事件报告表填写实训流程图

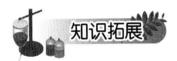

世界卫生组织（WHO）对药品不良反应的分类

世界卫生组织（WHO）将药品不良反应分为 A 型、B 型和 C 型三个类型。

1. A 型不良反应　与药物的药理作用密切相关，与剂量相关，具有可预测性，停药或减量后可减轻或消失，包括副作用、毒性反应、继发反应、后遗效应等，发生率高但死亡率低。

2. B 型不良反应　与药物药理作用无关而与患者的特异体质有关，与剂量无关，难预测，常规的毒理学筛选难发现，包括变态反应、特异质反应，发生率低但死亡率高。

3. C 型不良反应　背景发生率高，长期用药后出现，潜伏期长，药品和不良反应没有明确的时间关系，用药史复杂。主要包括致畸、致癌。

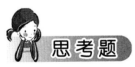

1. 填写药品不良反应/事件报告表应注意哪些问题？

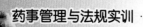

2. 如何进行药品不良反应关联性评价?

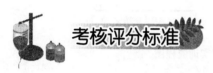
考核评分标准

表 12 - 3　药品不良反应/事件报告表填写实训考核评分表

班级:　　　　　姓名:　　　　　学号:　　　　　　　得分:

项　目	分值	操作实施要点	得分及扣分依据
药品不良反应调查程序(40分)	20	模拟调查	
	20	基本情况记录	
填写"药品不良反应/事件报告表"(60分)	20	报告表填写完整	
	20	过程描述详尽	
	20	关联性评价	
总分			

监考教师:　　　　　　　　　　　　　　考核时间:

(蔡聪艺)

实训十三 "珍爱生命 远离毒品" 主题演讲

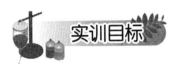

实训目标

1. 掌握"特殊管理药品的管理"的相关专业知识。
2. 学会"珍爱生命 远离毒品"演讲素材和信息来源的收集方法。
3. 了解毒品和麻醉药品、精神药品的区别及毒品的危害。

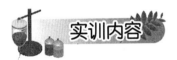

实训内容

一、实训目的

通过查阅相关的专业资料,撰写主题演讲稿并进行"珍爱生命 远离毒品"主题演讲,巩固学生"特殊管理药品的管理"知识,特别是麻醉药品和精神药品管理的专业知识,认识麻醉药品和精神药品滥用的危害,从而提高"珍爱生命 远离毒品"的思想意识,学会自我防范。

二、实训相关知识

(一)麻醉药品、精神药品和毒品

麻醉药品是指对中枢神经有麻醉作用,连续使用、滥用或者不合理使用,易产生生理依赖性和精神依赖性,能成瘾癖的药品。精神药品指直接作用于中枢神经系统,使之兴奋或抑制,连续使用可以产生精神依赖性的药品,并依据对人体产生依赖性和危害人体健康的程度,分为第一类和第二类,一旦超范围使用即可成为毒品,因此它的储存、使用应认真管理,严禁滥用。根据国际公约有关规定,不以医疗为目的,非法使用或滥用的麻醉药品和精神药品即属于毒品。

《中华人民共和国刑法》第三百五十七条规定,毒品是指鸦片、海洛因、甲基苯丙胺(冰毒)、吗啡、大麻、可卡因以及国家规定管制的其他能够使人形成瘾癖的麻醉药品和精神药品。各种

毒品药丸见图13-1所示,它可以损害人的大脑,影响中枢神经系统功能、血液循环及呼吸系统功能,还会影响正常生殖能力,并使人体免疫功能下降,吸毒的人容易感染各种疾病,严重的则丧失劳动能力,以至死亡。

各类毒品药丸

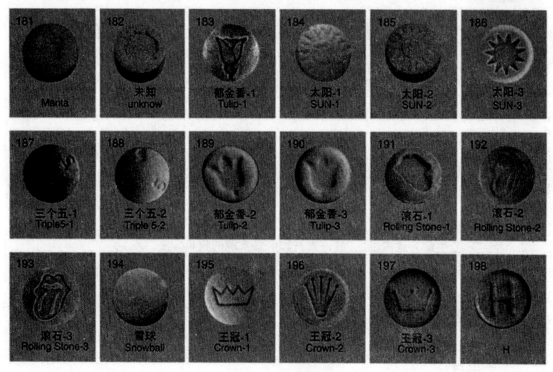

图13-1 各种毒品药丸

(二)主题演讲

主题演讲是在药学专业教师指导下,由学生分组讨论、查找资料、撰写演讲稿并进行演讲的过程。它为药学专业学生提供了一个学习交流的专业平台。近年来,随着信息技术的不断发展和学术需求,主题演讲开展次数增加的同时质量也逐步提高,不仅为广大师生提供有关药物知识,提倡合理用药,也为药学专业学生提供了展示自身专业理论知识、提升自我价值的平台。本次主题演讲应该侧重于报道毒品相关理论知识和案例,具有教育性、学术性和普及性的特点。

(三)演讲内容

本次演讲主题"珍爱生命 远离毒品"是国家禁毒委提出的禁毒口号。演讲内容主要围绕毒品的概念及种类、毒品的危害和如何提高自我防范意识等方面内容展开,《中华人民共和国药品管理法》(以下简称《药品管理法》)第三十二条规定,血液制品、麻醉药品、精神药品、医疗用毒性药品、药品类易制毒化学品不得委托生产。《药品管理法》第六十一条规定,疫苗、血液制品、麻醉药品、精神药品、医疗用毒性药品、放射性药品、药品类易制毒化学品等国家实行特殊管理的药品不得在网络上销售。不以医疗为目的,非法使用或滥用的麻醉药品和精神药品即属于毒品。毒品危害包括对身心的危害、对家庭的危害、对社会的危害等。作为药学专业学生,要结合专业知识,突出毒品对身体的危害主要表现在毒性反应、戒断反应、精神障碍与变态和感染性疾病等方面,提高远离毒品、自我防范意识。

(四)查阅资料

充分利用专业期刊、报纸、网络等资源,撷取相关信息。网络资料应注意其信息的真实性,比较常用的国内医药学网站有国家医疗保障局、国家药品监督管理局、中华医学会、中国药物警戒、丁香园、中国临床药师论坛等。也可以从国外医药学报刊、网站翻译一些前沿知识或者国外指南性质的文献等。

三、实训所需

1. 专业资料 《麻醉药品和精神药品管理条例》《中国药物依赖性杂志》《中国药物滥用防治杂志》《药物不良反应杂志》《中国临床药学杂志》《演讲与口才》和《健康报》等。

2. 网络资源 国家医疗保障局、国家药品监督管理局、中华医学会、中国药物警戒等网站。

3. 硬件设备 计算机、打印机等。

四、实施要点

(一)实训安排

1. 班级分组 每组 5 人左右,小组分工。

2. 查阅资料 查阅相关文献、网页、杂志及报纸,收集资料。

3. 整理分析 整理、分析、总结已收集信息,并制作成 PPT。

4. 主题演讲 每组选派 1 名同学上台演讲。

5. 班级互动 参会同学自由提问,小组成员解答。

6. 老师点评 老师对每组进行点评。

7. 实训考核 "珍爱生命 远离毒品"主题演讲实训考核见表 13-1。

(二)实训注意

1. 把握本次演讲主题的定位,侧重于适当的真实案例的报道,具有普及性、学术性等特点。

2. 充分利用专业期刊文献、报纸、网络等资源查阅资料,体现演讲稿真实、全面、严谨等特点。

(三)实训流程

"珍爱生命 远离毒品"主题演讲实训流程如图 13-2 所示。

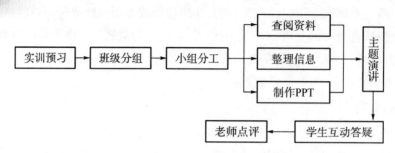

图 13-2 "珍爱生命　远离毒品"主题演讲实训流程图

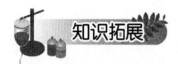

新型毒品

新型毒品又称为"合成毒品"或"俱乐部毒品",是以化学合成为主的一类精神药品,它直接作用于人的中枢神经系统,具有兴奋作用、致幻作用或中枢抑制作用。近 20 年在中国出现滥用,新型毒品大多为片剂或粉末,吸食者多采用口服或鼻吸式。冰毒、摇头丸等新型毒品的吸食者一般由于在吸食后会出现幻觉、极度的兴奋、抑郁等精神病症状,从而导致行为失控,容易造成暴力犯罪。新型毒品种类繁多,近年来不断变换包装形式,以邮票、贴画、曲奇饼干、神仙水、跳跳糖、彩虹烟、奶茶、迷幻蘑菇和小树枝等名称或物品出现,让人放松警惕,具有较强的隐蔽性和迷惑性,需不断加强宣传,增强防范意识。

1. 为何进行"珍爱生命　远离毒品"主题演讲?

2. 麻醉药品、精神药品和毒品有何区别?

3. 传统毒品与新型毒品有何区别?

4. 如何提高远离毒品、自我防范意识?

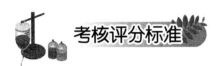 考核评分标准

表 13-1 "珍爱生命 远离毒品"主题演讲实训考核评分表

班级: 姓名: 学号: 得分:

项 目	分值	实训考核指标	得分及扣分依据
演讲风格 (20分)	10	切合主题	
	10	语言流畅,具有启发性和感染力	
演讲内容 (60分)	10	毒品的概念、分类和常见品种	
	10	强调毒品的危害	
	5	国家打击毒品交易和使用的相关法律法规	
	10	适当的案例介绍(反面和正面案例)	
	10	远离毒品的方法	
	10	案例来源真实、准确、有标注	
	5	结尾表现主题	
课件制作 (20分)	10	文字简明扼要	
	10	画面清晰,感官性强	
总分			

监考教师: 考核时间:

(何晓丽)

实训十四　药品标签和说明书实例讨论分析

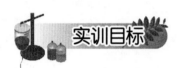

1. 掌握《药品管理法》和《药品说明书和标签管理规定》中对药品标签和药品说明书的文字、内容及格式等管理规定。

2. 学会识别药品内标签、外标签和药品说明书。

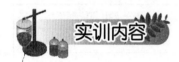

一、实训目的

通过对药品标签和说明书实例的讨论分析,掌握药品标签、说明书的文字、格式和内容要求,熟悉药品标识物管理的相关法律法规,并能应用相关法律法规判别其是否规范。

二、实训相关知识

(一)药品标签及说明书相关管理规定

《药品管理法》第四十九条明确规定:药品包装应当按照规定印有或者贴有标签并附有说明书。

标签或者说明书应当注明药品的通用名称、成分、规格、上市许可持有人及其地址、生产企业及其地址、批准文号、产品批号、生产日期、有效期、适应证或功能主治、用法用量、禁忌、不良反应和注意事项。标签、说明书中的文字应当清晰,生产日期、有效期等事项应当显著标注,容易辨识。

麻醉药品、精神药品、医疗用毒性药品、放射性药品、外用药品和非处方药的标签、说明书,应当印有规定的标志。

药品标签应当以说明书为依据,其内容不得超出说明书的范围,不得印有暗示疗效、误导使用和不适当宣传产品的文字和标识。药品包装必须按照规定印有或者贴有标签,不得夹带其他任何介绍或宣传产品、企业的文字、音像及其他资料。

药品说明书内容应当以国家药品监督管理局核准或获准修改的药品说明书为准,不得擅自增加和删改原批准的内容。药品生产企业生产供上市销售的最小包装必须附有说明书。

(二)药品标签和说明书的形式和内容

1. 药品标签

药品标签是指药品包装上印有或者贴有的内容,分为内标签和外标签。药品内标签指直接接触药品包装的标签,外标签指内标签以外的其他包装的标签。

(1)内标签:应当包含药品通用名称、适应证或者功能主治、规格、用法用量、生产日期、产品批号、有效期、生产企业等内容。

内标签因包装尺寸过小无法全部标明上述内容的,至少应当标注药品通用名称、规格、产品批号、有效期等内容;因特殊情况内标签印制通用名称、规格、生产批号和有效期确有困难的,药品生产企业应当向国家药品监督管理局提出申请,同意后方可减少标注内容。

中药内标签如图 14-1 所示,化学药品内标签如图 14-2 所示。

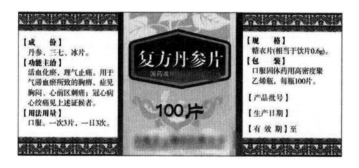

图 14-1 复方丹参片内标签

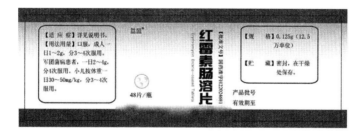

图 14-2 红霉素肠溶片内标签

(2)外标签:应当注明药品通用名称、成分、性状、适应证或者功能主治、规格、用法用量、不良反应、禁忌、注意事项、贮藏、生产日期、产品批号、有效期、批准文号、生产企业等内容。

适应证或者功能主治、用法用量、不良反应、禁忌、注意事项不能在外标签全部注明的,应当标出主要内容并注明"详见说明书"字样。

化学药品外标签如图 14-3 所示,中药外标签如图 14-4 所示。

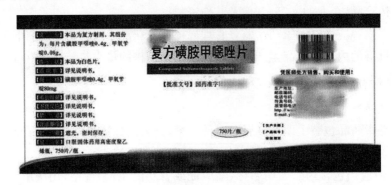

图 14-3　复方磺胺甲噁唑片外标签

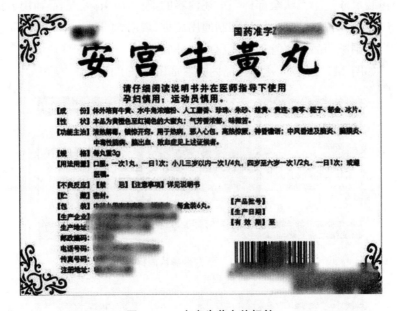

图 14-4　安宫牛黄丸外标签

(3)专用标识的管理:麻醉药品、精神药品、医疗用毒性药品、放射性药品、外用药品和非处方药品等国家规定有专用标识的药品,标签必须印有规定的标识。麻醉药品的标志:蓝色正方形内有白色的圆形,圆形内有一个"麻"字,并有 2 道白色横条。精神药品的标志:由 2 个白色和2 个绿色的小方块交错拼成的一个大的方形。"精神药品"4 个字分别在 4 个小方块内,白色方块内是绿字,绿色方块内是白字。毒性药品的标志:黑色的圆形内有一个白色的"毒"字。放射性药品的标志:大的圆形内套一个红色小圆形,红色小圆形有黄色的边,大圆形是由红、黄相间的颜色组成,分成 6 均份,红、黄各 3 份。外用药品的标志:红色的正方形内有一个白色的"外"字。非处方药品的标志:红色横的椭圆形内有"OTC"三个字母,是甲类非处方药。绿色横的椭圆形内有"OTC"三个字母,是乙类非处方药,各种药品专用标识如图 14-5 所示。

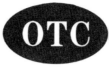

麻醉药品　　精神药品　　外用药品　　甲类非处方药品　　各种药品专用标识

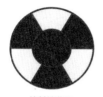
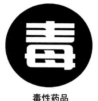
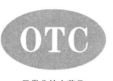

放射性药品　　毒性药品　　乙类非处方药品

图 14 - 5　各种药品专用标识

2. 药品说明书

（1）药品说明书的文字：表述应当科学、规范、准确。标识应当清楚醒目。文字应当使用国家语言文字工作委员会公布的规范化汉字，增加其他文字对照的，应当以汉字表述为准，加注警示语。非处方药说明书（OTC）应使用容易理解的文字表述，以便患者自行判断、选择和使用。

（2）药品说明书应包含的基本内容：药品名称、成分、性状、适应证、规格、用法用量、不良反应、禁忌、注意事项、孕妇及哺乳期妇女用药、儿童用药、老年用药、药物相互作用、药物过量、临床试验、药理毒理、药代动力学、贮藏、包装、有效期、执行标准、批准文号、生产企业等。

药品说明书内容应列出全部活性成分或组方中的全部中药药味。注射剂和非处方药应列出所用的全部辅料名称。药品处方中含有可能引起严重不良反应的成分或者辅料的，应当予以说明。

中药药品说明书如图 14 - 6 所示，化学药品说明书如图 14 - 7 所示。

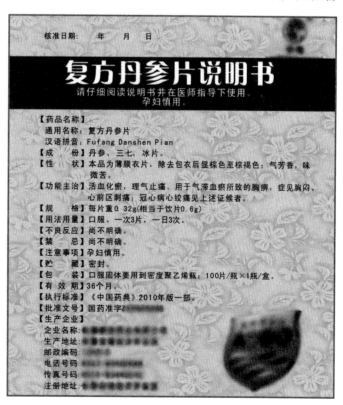

图 14 - 6　复方丹参片说明书

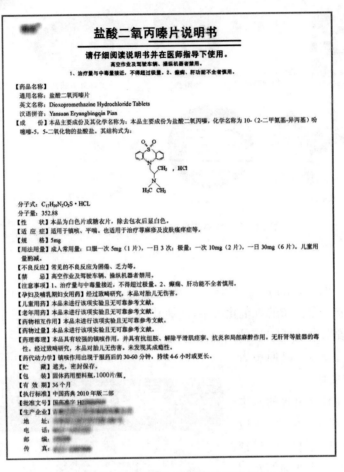

盐酸二氧丙嗪片说明书

请仔细阅读说明书并在医师指导下使用。

高空作业及驾驶车辆、操纵机器者禁用。

1、治疗量与中毒量接近，不得超过极量。2、癫痫、肝功能不全者慎用。

【药品名称】
通用名称：盐酸二氧丙嗪片
英文名称：Dioxopromethazine Hydrochloride Tablets
汉语拼音：Yansuan Eryangbingqin Pian

【成　份】本品主要成份及其化学名称为：本品主要成份为盐酸二氧丙嗪，化学名称为10-（2-二甲氨基-异丙基）吩噻嗪-5，5-二氧化物的盐酸盐。其结构式为：

分子式：$C_{17}H_{20}N_2O_2S \cdot HCL$
分子量：352.88

【性　状】本品为白色片或糖衣片，除去包衣后显白色。
【适应症】适用于镇咳、平喘。也适用于治疗荨麻疹及皮肤瘙痒症等。
【规　格】5mg
【用法用量】成人常用量：口服一次5mg（1片），一日3次；极量：一次10mg（2片），一日30mg（6片）。儿童用量酌减。
【不良反应】常见的不良反应为困倦、乏力等。
【禁　忌】高空作业及驾驶车辆、操纵机器者禁用。
【注意事项】1、治疗量与中毒量接近，不得超过极量。2、癫痫、肝功能不全者慎用。
【孕妇及哺乳期妇女用药】经过致畸研究，本品对胎儿无伤害。
【儿童用药】本品未进行该项实验且无可靠参考文献。
【老年用药】本品未进行该项实验且无可靠参考文献。
【药物相互作用】本品未进行该项实验且无可靠参考文献。
【药物过量】本品未进行该项实验且无可靠参考文献。
【药理毒理】本品具有较强的镇咳作用，并具有抗组胺、解除平滑肌痉挛、抗炎和局部麻醉作用。无肝肾等脏器的毒性。经过致畸研究，本品对胎儿无伤害，未发现其成瘾性。
【药代动力学】镇咳作用出现于服药后的30-60分钟，持续4-6小时或更长。
【贮　藏】遮光，密封保存。
【包　装】固体药用塑料瓶，1000片/瓶。
【有效期】36个月
【执行标准】中国药典2010年版二部
【批准文号】国药准字 H2
【生产企业】吉
地　址：
电　话：
邮　编：
传　真：

图 14－7　盐酸二氧丙嗪片说明书

（三）药品标签和说明书实例讨论分析

案情简介：某省药品监督管理局在日常监督检查中，在 B 药品批发企业冰箱内发现该企业购进 A 药品生产企业生产的"人血白蛋白"99 瓶，每瓶内包装标签载明："批准文号：国药准字 S1097008，规格：20％·5 g"。每瓶内装"人血白蛋白使用说明书"一份，载明："批准文号：国药准字 S1097009，规格：蛋白浓度 20％，装量为 10 g/瓶"，明显与包装标签不符。

问题：试分析该企业的行为违反了药品标签和说明书管理哪些规定？

分析：本案中药品标签上的批准文号与药品规格与使用说明书不一致，违反了《药品管理法》第九十八条的规定：禁止生产、销售、使用假药、劣药。"其他不符合药品标准规定的"按劣药论处；还违反了《药品包装、标签和说明书管理规定》第九条第一款"内包装标签与外包装标签内容不得超出国家药品监督管理局批准的药品说明书所限定的内容；文字表达应与说明书保持一致"的规定。

三、实训所需

1. 专业资料　《中华人民共和国药品管理法》《药品说明书和标签管理规定》等。

2. 实训用品　中药、化学药品等常用药品标签和说明书等。

四、实训要点

（一）实训安排

1. 班级分组　每组 5 人左右，小组内部分工。

2. 收集药品标识物　每小组分别收集不少于 10 种中药、化学药品等常用药品的标签和说明书，其中外用药和非处方药专用标识不少于 2 种。

3. 撰写分析报告　依据《中华人民共和国药品管理法》《药品说明书和标签管理规定》等相关法律法规内容，对标签、说明书进行比较、分析。撰写分析总结，不少于 1 000 字，一周内将总结提交给老师，小组所有成员签名。

4. 小组汇报　召开班级讨论会，每组选派 1 名同学发言。

5. 老师点评　老师对每组进行点评。

6. 实训考核　药品标签和说明书实例讨论分析实训考核见表 14-1。

（二）实训注意

1. 药品类别和药品剂型的选择要有代表性。

2. 对需要专用标识的"特殊管理药品"的标签或药品说明书收集不作要求。

（三）实训流程

药品标签和说明书实例讨论分析实训流程如图 14-8 所示。

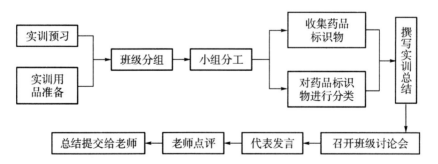

图 14-8　药品标签和说明书实例讨论分析实训流程图

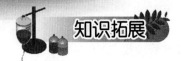

药品追溯码

药品追溯是通过药品的电子监管系统,对药品的生产和流通环节进行全程监管,出现问题就可以进行责任追溯的系统。消费者在药品追溯平台可以方便地查询商品真伪;在药品社会事件爆发时,也可以第一时间追溯到源头。

药品追溯码是用于唯一标识药品各级销售包装单元的代码,由一列数字、字母和(或)符号组成,代码长度为 20 个字符,其中前 7 位为药品标识码。药品追溯码的载体可以选择一维条码、二维条码或 RFID 标签等,可被设备和人眼识读(图 14-9)。消费者可以从中获得的信息有:药品通用名称、剂型、规格、药品批准文号、生产企业、生产日期、有效期等。追溯码扫描实例如图 14-10 和图 14-11 所示。

图 14-9 药品追溯码标识样本

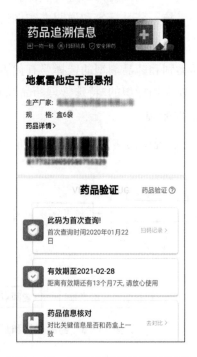

图 14-10 药品追溯码扫描实例(一)　　图 14-11 药品追溯码扫描实例(二)

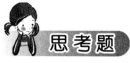

1. 我国对药品标签、说明书的格式和内容有哪些基本要求?

2. 国家规定有专用标识的药品有哪些?

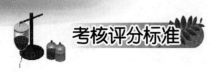考核评分标准

表 14-1 药品标签和说明书实例讨论分析实训考核评分表

班级：　　　　　姓名：　　　　　学号：　　　　　得分：

项　目	分值	实训考核指标	得分及扣分依据
总结报告 （50分）	10	收集药品标签和说明书数量符合要求	
	10	类别包含中药、化学药品,剂型不少于三种	
	10	总结字数符合要求	
	15	对药品标签和说明书有比较、有讨论、有分析	
	5	查找药品标签和说明书是否存在问题,若存在,对存在问题依据相关法律法规具体条款进行分析	
讨论会 小组表现 （50分）	15	小组发言代表语言流畅,思路清晰,主题明确	
	20	小组成员积极配合,体现团队合作	
	15	总结和体会	
总分			

监考教师：　　　　　　　　　　　　　　考核时间：

（郏枝花）

实训十五 药品广告批准文号的审批

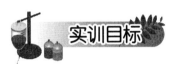

1. 掌握药品广告批准文号的受理与审查程序。
2. 熟悉相关审批部门的主要职责。
3. 了解违法药品广告的监督和相应的法律责任。

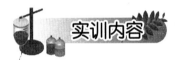

一、实训目的

通过角色扮演法模拟药品广告批准文号的审核批准过程,掌握药品广告批准文号的审核过程、审查发布标准、审查办法;熟悉对违法药品广告的监督管理、法律责任;了解药品广告批准文号的格式、有效期。使学生加深理解课堂教学的内容。

二、实训相关知识

(一) 药品广告概念和界定

凡利用各种媒介或者形式发布的广告含有药品名称、药品适应证(功能主治)或者与药品有关的其他内容的,为药品广告,应当按照相关规定进行审查。非处方药仅宣传药品名称(含药品通用名称和药品商品名称)的,或处方药在指定医学药学专业刊物上仅宣传药品名称(含药品通用名称和药品商品名称)的,无须审查。

(二) 药品广告审查的相关知识

1. 药品广告监督、审查机关 省、自治区、直辖市药品监督管理部门是药品广告审查机关,负责本行政区域内药品广告的审查工作。县级以上工商行政管理部门是药品广告的监督管理机关。

2. 申请药品广告批准文号的审查依据 通过药品广告审查方可获得药品广告批准文号,

审查依据:①《中华人民共和国广告法》;②《中华人民共和国药品管理法》;③《中华人民共和国药品管理法实施条例》;④《药品广告审查发布标准》;⑤ 国家有关广告管理的其他规定。药品广告,符合以上法律法规及有关规定的,方可通过审查。

3. 申请药品广告批准文号的程序 药品广告批准文号的申请人必须是具有合法资格的药品生产企业或者药品经营企业。药品经营企业作为申请人的,必须征得药品生产企业的同意。发布药品广告,应当向药品生产(经营)企业所在地省、自治区、直辖市人民政府药品监督管理部门报送有关材料。省、自治区、直辖市人民政府药品监督管理部门应当自收到有关材料之日起10个工作日内作出是否核发药品广告批准文号的决定;对审查合格的药品广告,核发药品广告批准文号的,应当同时报国务院药品监督管理部门备案。并将审批的"药品广告审查表"送同级广告监督管理机关(同级人民政府工商行政管理部门)备案。具体办法由国务院药品监督管理部门制定。

发布进口药品广告,应当依照前款规定向进口药品代理机构所在地省、自治区、直辖市人民政府药品监督管理部门申请药品广告批准文号。

在药品生产(经营)企业所在地和进口药品代理机构所在地以外的省、自治区、直辖市发布药品广告的,发布广告的企业应当在发布前向发布地省、自治区、直辖市人民政府药品监督管理部门备案。

经批准的药品广告,在发布时不得更改广告内容。药品广告内容需要改动的,应当重新申请药品广告批准文号。

药品广告审批流程如图15-1所示。

4. 申请药品广告批准文号需提供的审查资料 申请药品广告批准文号,应当提交"药品广告审查表"(图15-2),并附与发布内容相一致的样稿(样片、样带)和药品广告申请的电子文件,同时提交以下真实、合法、有效的证明文件:① 申请人的"药品生产许可证"或"药品经营许可证"复印件;② 申请人的"营业执照"复印件;③ 申请人是药品经营企业的,需要提供药品生产企业同意其作为申请人的证明文件原件,④ 代办人代为申请药品广告批准文号的,应提交申请人的委托书原件和代办人的"营业执照"复印件;⑤ 药品批准证明文件(含"进口药品注册证""医药产品注册证")复印件、批准的说明书复印件和实际使用的标签及说明书;⑥ 非处方药广告需提交非处方药审核登记证书复印件或相关证明文件的复印件;⑦ 申请进口药品广告批准文号的,应提交进口药品代理机构的相关资格证明文件的复印件;⑧ 广告中涉及药品商品名称、注册商标、专利等内容的,应提交相关有效证明文件的复印件及其他确认广告内容真实性的证明文件。以上规定的证明文件复印件,均需加盖证件持有单位的印章。

药品广告批准文号申请需提供的资料目录如图15-2所示。

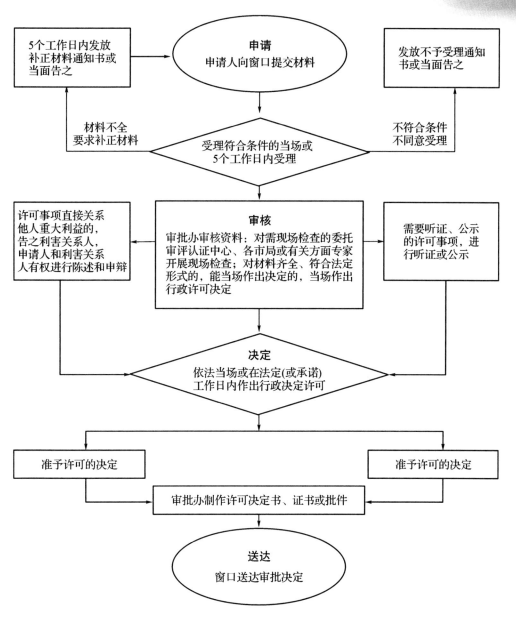

图 15‑1 药品广告审批流程图

序号	证明文件目录（证明文件附后）
1	申请人营业执照
2	药品生产许可证
3	药品经营许可证
4	药品注册批件
5	批准的药品说明书
6	实际使用的药品说明书
7	实际使用的药品标签
8	药品生产企业委托书（药品经营企业作为申请人时）
9	进口药品注册证
10	医药产品注册证
11	药品商品名称批准文件
12	非处方药品审核登记证书
13	商标注册证
14	专利证明文件
15	法律法规规定的其他确认药品广告内容真实性的证明文件

图 15-2　药品广告批准文号申请证明文件目录

5. 申请药品广告批准文号不予受理的情形

（1）提供虚假材料，申请药品广告审批，被药品广告审查机关在受理时发现的，1 年内不受理该企业、该品种的广告审批申请。

（2）提供虚假材料，申请药品广告审批，获得药品广告批准文号，药品广告审查机关在发现后应撤销该药品广告批准文号，3 年内不受理该企业、该品种的广告审批申请。

（3）篡改经批准的药品广告内容进行虚假宣传的，由药品广告监督管理部门责令立即停止该药品的广告发布，同时撤销该药品的广告批准文号，1 年内不受理该药品的广告审批申请。

（4）撤销药品广告批准文号行政程序正在执行中的。

药品广告批准文号复审通知书及备案意见书如图 15-3 和图 15-4 所示。违法药品广告移送通知书如图 15-5 所示。

6. 药品广告批准文号的格式及有效期　（1）药品广告批准文号的格式：药品广告批准文号

为"×药广审（视）第 0000000000 号""×药广审（声）第 0000000000 号""×药广审（文）第 0000000000 号"。其中"×"为各省、自治区、直辖市的简称。"0000000000"为由 10 位数字组成,前 6 位代表审查年月,后 4 位代表广告批准序号。"视""声""文"代表用于广告媒介形式的分类代号。(2)药品广告批准文号的有效期为 1 年,到期作废。

药品广告复审通知书

（　　）第　　号

广告申请人：_____

广告代办人：_____

药品名称：_____

药品广告批准文号：_____

（以下注明复审的理由）

（此处加盖审查机关专用章）

年　　月　　日

备注：本文书一式二份,一份存档备查,一份交广告申请人或广告代办人。

图 15 - 3　药品广告复审通知书

药品广告备案意见书

（　）第　号

_____

_____食品药品监督管理局：

现发现，_____药广审（　）第_____号备案的广告内容存在以下问题：

现转你局处理。

（此处加盖备案地审查机关专用章）

年　月　日

备注：本文书一式三份，一份存档备查，一份送审批地食品药品监督管理局，一份抄报国家食品药品监督管理局。

图 15-4　药品广告备案意见书

违法药品广告移送通知书

（　）药厂移字（　）　号

_____

_____工商行政管理局广告监督管理部门：

经查实，_____年_____月_____日在（填写媒介名称、时段、版面）_____

_____发布的（填写药品生产企业名称）

_____的（填写药品名称）

广告，存在_____

违法问题，请依法处理。

特此通知

XXXX 食品药品监督管理局

（公章）

年　月　日

备注：本文书一式三份，一份存档备查，一份交同级工商行政管理部门，一份抄报上级食品药品监督管理部门。

图 15-5　违规药品广告移送通知书

三、实训所需

1. 专业资料　《中华人民共和国广告法》《药品广告审查办法》和《药品广告审查发布标准》等。

2. 网络资源　国家药品监督管理局和所在地药品监督管理局等网站。

3. 角色扮演　模拟药品广告批准文号的审核批准过程；模拟申请药品广告批准文号所报送的资料。

4. 硬件设备　计算机、打印机等。

四、实训要点

（一）实训安排

1. 组织实训阶段

（1）将全班学生分成若干小组，每组以 5～6 人为宜。

（2）小组内推荐组织能力相对较强的一名学生任组长，负责组内工作的分工和协调。

（3）小组内推荐写作能力较强的一名学生，负责实训角色扮演剧本的撰写工作。

（4）小组内推荐电脑操作能力较强的一名学生，负责制作本组剧本的 PPT、角色扮演的配乐、角色扮演的背景图片等。

（5）小组内推荐擅长表演的学生若干名，负责排演药品广告审批的小品。

2. 角色分配阶段　根据需要设有药监部门管理人员、企业报送资料人员、资料准备人员等。

3. 剧情演绎阶段　以组为单位抽签决定表演的先后顺序，按事先编写的剧本当场进行表演；表演结束后，小组内成员对本组的表演进行总结；全班同学对其中的角色进行交流和讨论，指出其优点与不足之处，并说出自己的收获。

4. 总结评价阶段　以组为单位设计出药品广告批准文号审批的程序流程图，纸质稿全组成员签名。

要求每组学生 2 周内完成药品广告批准文号的审批流程图一份，做到清晰、简洁、明了，相关材料文字描述应全面，提交给老师纸质版。

5. 实训考核　药品广告批准文号的审批实训考核见表 15-1。

（二）实训注意

1. 学生分组以自由组合为原则，但应考虑到彼此特长和爱好的互补性。

2. 涉及药品广告申请程序、资料准备等内容应由全组同学一起商榷。

3. 药品广告批准文号的审批流程图一般要求用框架图表示，图中需要填写具体材料的请用相关材料表述，并在流程图下面注明该相关材料具体包含哪些材料。

（三）实训流程

药品广告批准文号的审批实训流程如图 15-6 所示。

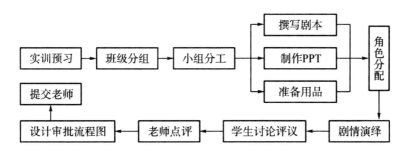

图 15-6　药品广告批准文号的审批实训流程图

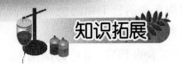

不得发布和限制发布广告的药品

《中华人民共和国广告法》规定不得发布广告的药品有:麻醉药品、精神药品、医疗用毒性药品、放射性药品;医疗机构配制的制剂;军队特需药品;国家药品监督管理局依法明令停止或者禁止生产、销售和使用的药品;批准试生产的药品。《中华人民共和国药品管理法》规定处方药可以在卫健委和国家药品监督管理局共同指定的医学、药学专业刊物上发布广告,但不得在大众传播媒介发布广告或者以其他方式进行以公众为对象的广告宣传。不得以赠送医学、药学专业刊物等形式向公众发布处方药广告。

1. 申请药品广告批准文号应提交的材料有哪些?

2. 药品广告批准文号的审查依据有哪些?

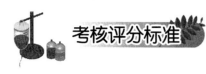考核评分标准

表 15-1　药品广告批准文号的审批实训考核评分表

班级：　　　　　　姓名：　　　　　　学号：　　　　　　得分：

项　目	分值	操作实施要点	得分及扣分依据
角色扮演过程（40 分）	10	主要角色齐备	
	10	语言流利、清晰	
	20	剧情内容设计合理	
模拟申报材料准备（20 分）	5	"药品生产许可证"模拟复印件	
	5	"药品经营许可证"模拟复印件	
	5	"营业执照"模拟复印件	
	5	其他相关证明文件的模拟复印件	
审批的程序流程图（40 分）	10	审批的程序流程图表述	
	10	顺序合理无误	
	10	流程图结构清晰明了	
	10	需报送资料填写齐备	
总分			

监考教师：　　　　　　　　　　　　考核时间：

（郏枝花）

实训十六　药品通用名、药品商品名及药品注册商标的调研

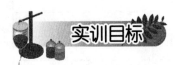

1. 掌握药品知识产权保护和药品标识物等相关内容。
2. 学会识别药品标识物中的药品通用名、药品商品名及药品注册商标。

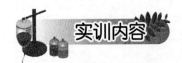

一、实训目的

通过收集药品标识物并对其按药品通用名、药品商品名及药品注册商标归类整理,使学生能够运用相关专业知识对药品通用名、药品商品名及药品注册商标有所认识与区别,从而进一步巩固药品知识产权保护和药品标识物等理论知识。

二、实训相关知识

(一) 医药知识产权的概念和种类

医药知识产权,是人们对在医药领域中所创造的一切智力劳动成果依法享有的权利的统称。按照知识产权的范围划分,医药知识产权大致有以下几种:① 发明创造类,如医药专利、未申请专利的新药及其他产品;② 商标类;③ 版权类;④ 商业秘密类;⑤ 原产地标记类。

(二) 药品的通用名、商品名和注册商标

1. 药品通用名　指中国药品通用名称(China Approved Drug Names,CADN),是药品的法定名称,由国家药典委员会按照《药品通用名称命名原则》组织制定并报卫健委备案的药品的法定名称,是同一种成分或相同配方组成的药品在中国境内的通用名称,具有强制性和约束性。凡上市流通的药品的标签、说明书或包装上必须标出药品通用名称。药品必须使用通用名称,其命名应当符合《药品通用名称命名原则》的规定,不可用作商标注册。已被药典收载的品种,

药品通用名应与药典相同；非药典收载的品种，其通用名须采用《中国药品通用名称》所规定的名称。

药品通用名称应当显著、突出，其字体、字号和颜色必须一致，并符合以下要求：

（1）对于横版标签，必须在上 1/3 范围内显著位置标出；对于竖版标签，必须在右 1/3 范围内显著位置标出。

（2）不得选用草书、篆书等不易识别的字体，不得使用斜体、中空、阴影等形式对字体进行修饰。

（3）字体颜色应当使用黑色或者白色，与相应的浅色或者深色背景形成强烈反差。

（4）除因包装尺寸的限制而无法同行书写的，不得分行书写。

药品通用名如图 16-1 中的"酚咖片"、图 16-2 中的"多潘立酮片"和图 16-3 中的"厄贝沙坦胶囊"。

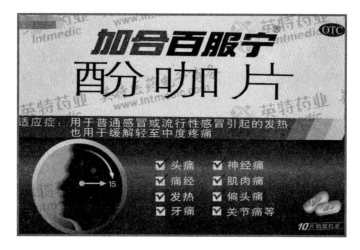

图 16-1　药品通用名"酚咖片"

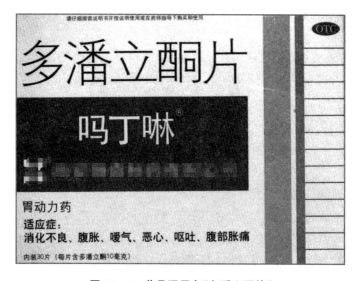

图 16-2　药品通用名"多潘立酮片"

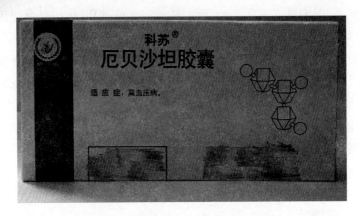

图 16-3 药品通用名"厄贝沙坦胶囊"

2. 药品商品名 是指经国家药品监督管理部门批准的特定企业使用的该药品专用的商品名称,具有专有性质,不得仿用。在一个通用名下,由于生产厂家的不同,可有多个商品名称。药品商品名称必须符合国家药品监督管理局公布的药品商品名称的命名原则,并与药品批准证明文件的相应内容一致。

(1)药品商品名称使用管理如下:

① 药品商品名称不得与通用名称同行书写,其字体和颜色不得比通用名称更突出和显著,其字体以单字面积计不得大于通用名称所用字体的 1/2。

② 药品商品名称不得有夸大宣传、暗示疗效作用。应当符合《药品商品名称命名原则》的规定,并得到国家药品监督管理局批准后方可使用。

③ 药品商品名称的使用范围应严格按照《药品注册管理办法》的规定,除新的化学结构、新的活性成分的药物以及持有化合物专利的药品外,其他品种一律不得使用商品名称。

④ 同一药品生产企业生产的同一药品,成分相同但剂型或规格不同的,应当使用同一商品名称。

⑤ 药品广告宣传中不得单独使用商品名称,也不得使用未经批准作为商品名称使用的文字型商标。

(2)药品商品名称命名原则

① 由汉字组成,不得使用图形、字母、数字、符号等标志。

② 不得使用《中华人民共和国商标法》规定不得使用的文字。

③ 不得使用以下文字:a. 扩大或者暗示药品疗效的;b. 表示治疗部位的;c. 直接表示药品的剂型、质量、原料、功能、用途及其他特点的;d. 直接表示使用对象特点的;e. 涉及药理学、解剖学、生理学、病理学或者治疗学的;f. 使用国际非专利药名(INN)的中文译名及其主要字词的;g. 引用与药品通用名称音似或者形似的;h. 引用药品习用名称或者曾用名称的;i. 与他人使用的商品名称相同或者相似的;j. 人名、地名、药品生产企业名称或者其他有特定含义的词汇。

药品商品名如图 16-1 中的"加合百服宁"、图 16-2 中的"吗丁啉"和图 16-3 中的"科苏"。

3. 注册商标　是指国家知识产权局商标局依照法定程序核准注册的商标。注册商标享有使用某个品牌名称和品牌标志的专用权,品牌名称和品牌标志受到法律保护,其他任何企业都不得仿效使用。

国家对药品商标实行强制性注册管理,药品的商标注册管理和保护都必须遵守《中华人民共和国商标法》,药品商标经国家主管部门批准后即为药品的注册商标。《药品管理法》规定:除中药材、中药饮片外,药品必须使用注册商标;未经核准注册的,不得在市场销售。

药品说明书和标签中禁止使用未经注册的商标以及其他未经国家药品监督管理局批准的药品名称。药品标签使用注册商标的,应当印刷在药品标签的边角,含文字的,其字体以单字面积计不得大于通用名称所用字体的1/4。

图16-1、图16-2和图16-3中的注册商标分别如图16-4、图16-5和图16-6所示。

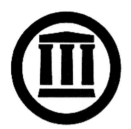
图16-4　注册商标

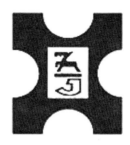
图16-5　注册商标

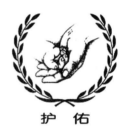
图16-6　注册商标

三、实训所需

1. 专业资料　《药品管理法》《药品说明书和标签管理规定》《商标法》及《商标法实施条例》和《关于进一步规范药品名称管理的通知》等。

2. 网络资源　国家卫生健康委员会、国家药品监督管理局、中国知识产权局商标局等网站。

3. 硬件设备　计算机、打印机、相机等。

四、实施要点

(一)实训安排

1. 班级分组　每组5人左右,小组成员内部分工。

2. 收集标识物　以小组为单位,收集药品标识物,每小组收集药品的"药品通用名、药品商品名及药品注册商标"药品标识物不少于10种。进口、合资和国产药品标识物各占一定比例,其中进口药品标识物非必须完成指标。

3. 统计分析　对药品标识物按照药品通用名、药品商品名及药品注册商标整理、统计、分析并总结。

4. 撰写报告　每人完成不少于1 000字的《药品通用名、药品商品名及药品注册商标的调研》实践报告1份,报告需注明调研时间、药品标识物收集渠道和参与人员等情况,反映药品通用名、药品商品名及药品注册商标的插图不少于 3 幅。调研结束后一周内提交给老师。

5. 实训考核　药品通用名、药品商品名及药品注册商标的调研实训考核见表 16-1。

（二）实训注意

1. 熟悉专业资料中有关药品知识产权保护和药品标识物等相关内容。

2. 实训过程中注意交通安全及其他安全事项。

（三）实训流程

药品通用名、药品商品名及药品注册商标的调研实训流程如图 16-7 所示。

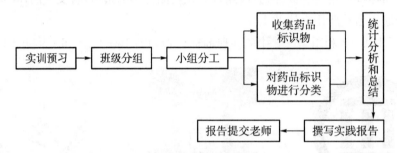

图 16-7　药品通用名、药品商品名及药品注册商标的调研实训流程图

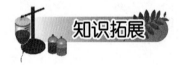

我国有关药品知识产权保护的法律和法规

1982 年,全国人大常务委员会通过《商标法》。

1984 年,全国人大常务委员会通过《药品管理法》。

1984 年,全国人大常务委员会通过《专利法》。

1987 年,原卫生部发布《关于新药保护和技术转让的规定》。

1999 年,原国家食品药品监督管理局发布《新药保护和技术转让的规定》。

1992 年,国务院颁布《中药品种保护条例》。

1995 年,国家中医药管理局发布《中医药专利管理办法(试行)》。

1993 年,国家中医药管理局发布《药品行政保护条例》及其实施细则。

2002 年,国务院颁布《中华人民共和国商标法》及其实施条例。

2005 年,原国家食品药品监督管理局公布《药品注册管理办法》。

2007 年,原国家食品药品监督管理局实施新修订的《药品注册管理办法》。

2010 年,国务院修订施行《专利法实施细则》。

2019 年,全国人大常务委员会第二次修订施行《药品管理法》。

2019 年,全国人大常务委员会第四次修订《商标法》。

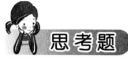 **思考题**

1. 我国对药品通用名、药品商品名管理有哪些规定?

2. 我国为什么对药品商标实行强制性注册管理?

3. 如何识别药品通用名、药品商品名及药品注册商标?

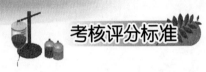

考核评分标准

表 16-1 药品通用名、药品商品名及药品注册商标的调研实训考核评分表

班级：　　　　　　姓名：　　　　　　学号：　　　　　　得分：

项　目	分值	操作实施要点	得分及扣分依据
报告字数 （20 分）	20	字数不少于 1 000 字	
调查报告 撰写情况 （80 分）	10	小组成员分工情况	
	10	调研时间;药品标识物收集渠道	
	20	收集反映"药品通用名、药品商品名及药品注册商标"药品标识物数量不少于 10 种	
	15	反映药品通用名、药品商品名及药品注册商标的插图不少于 3 幅	
	10	收集的进口、合资和国产药品标识物具有一定代表性	
	15	总结与体会	
总　分			

监考教师：　　　　　　　　　　　　　　考核时间：

（孙加燕）

实训十七 药品典型案例分析

实训目标

1. 掌握药事管理相关法律法规。
2. 学会运用药事管理相关法律法规,对药品案例提出问题并分析问题。
3. 了解药品案例的收集方法和信息来源渠道。

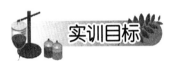

实训内容

一、实训目的

通过分析药品典型案例,使学生能根据《药事管理和法规》的专业知识正确分析药品案例,发现问题,分析问题,并提出解决问题的方案,从而增强学生学法、用法的意识和能力。

二、实训相关知识

(一)药品典型案例分析示例

列举药事管理中关于假药、劣药、非处方药销售、药品知识产权保护和药品广告管理、药品行政处罚等不同领域典型案例评析,供学生实训时参考。

案例一:假药案例——"氨甲蝶呤"假药事件

【案情简介】2007 年 7 月 6 日国家药品不良反应监测中心陆续收到广西、上海等地部分医院的药品不良反应病例报告。患者使用了标示为上海医药(集团)有限公司华联制药厂生产的注射用氨甲蝶呤后,出现下肢疼痛、麻木,继而萎缩,无法直立和正常行走等神经损害症状。2007 年 8 月,北京、安徽、河北、河南等地医院使用上海华联药品后也陆续发生不良事件,涉及该厂氨甲蝶呤、盐酸阿糖胞苷两种注射剂。不良事件发生后,原国家卫生部、原国家食品药品监管局组成调查组对该厂生产的鞘内注射用氨甲蝶呤和阿糖胞苷引起的药物损害事件进行调查,发现造成这一不良事件的原因为华联制药厂在生产过程中,现场操作人员将硫酸长春新碱尾液混于注射用氨甲蝶呤及盐酸阿糖胞苷等批号的药品中,导致了多个批次的药品被污染,从而引起全国上百名白血病患者下肢伤残。

【问题讨论】

1. 上述案例属于何种性质的案件?

2. 你认为上述违法行为适用《药品管理法》及其实施条例中的哪些条款与规定?

3. 你认为违法者应当承担何种法律责任?

【案例分析】

1. 适用法律 《中华人民共和国药品管理法》(1984 年 9 月 20 日第六届全国人民代表大会常务委员会第七次会议通过,2001 年 2 月 28 日第九届全国人民代表大会常务委员会第二十次会议第一次修订,根据 2013 年 12 月 28 日第十二届全国人民代表大会常务委员会第六次会议《关于修改〈中华人民共和国海洋环境保护法〉等七部法律的决定》第一次修正,根据 2015 年 4 月 24 日第十二届全国人民代表大会常务委员会第十四次会议《关于修改〈中华人民共和国药品管理法〉的决定》第二次修正,2019 年 8 月 26 日第十三届全国人民代表大会常务委员会第十二次会议第二次修订)。

2. 法律依据

(1)《药品管理法》(2001 年修订)

第四十八条　禁止生产(包括配制,下同)、销售假药。

有下列情形之一的,为假药:

(一)药品所含成分与国家药品标准规定的成分不符的;

(二)以非药品冒充药品或者以他种药品冒充此种药品的。

有下列情形之一的药品,按假药论处:

(一)国务院药品监督管理部门规定禁止使用的;

(二)依照本法必须批准而未经批准生产、进口,或者依照本法必须检验而未经检验即销售的;

(三)变质的;

(四)被污染的;

(五)使用依照本法必须取得批准文号而未取得批准文号的原料药生产的;

(六)所标明的适应证或者功能主治超出规定范围的。

第七十四条　生产、销售假药的,没收违法生产、销售的药品和违法所得,并处违法生产、销售药品货值金额二倍以上五倍以下的罚款;有药品批准证明文件的予以撤销,并责令停产、停业整顿;情节严重的,吊销"药品生产许可证""药品经营许可证"或者"医疗机构制剂许可证";构成犯罪的,依法追究刑事责任。

第七十六条　从事生产、销售假药及生产、销售劣药情节严重的企业或者其他单位,其直接负责的主管人员和其他直接责任人员十年内不得从事药品生产、经营活动。

对生产者专门用于生产假药、劣药的原辅材料、包装材料、生产设备,予以没收。

第九十三条　药品的生产企业、经营企业、医疗机构违反本法规定,给药品使用者造成损害的,依法承担赔偿责任。

(2)《药品管理法》(2019年修订)

第九十八条　禁止生产(包括配制,下同)、销售、使用假药、劣药。

有下列情形之一的,为假药:

(一)药品所含成分与国家药品标准规定的成分不符;

(二)以非药品冒充药品或者以他种药品冒充此种药品;

(三)变质的药品;

(四)药品所标明的适应证或者功能主治超出规定范围。

有下列情形之一的,为劣药:

(一)药品成分的含量不符合国家药品标准;

(二)被污染的药品;

(三)未标明或者更改有效期的药品;

(四)未注明或者更改产品批号的药品;

(五)超过有效期的药品;

(六)擅自添加防腐剂、辅料的药品;

(七)其他不符合药品标准的药品。

禁止未取得药品批准证明文件生产、进口药品;禁止使用未按照规定审评、审批的原料药、包装材料和容器生产药品。

第一百一十六条　生产、销售假药的,没收违法生产、销售的药品和违法所得,责令停产停业整顿,吊销药品批准证明文件,并处违法生产、销售的药品货值金额十五倍以上三十倍以下的罚款;货值金额不足十万元的,按十万元计算;情节严重的,吊销药品生产许可证、药品经营许可证或者医疗机构制剂许可证,十年内不受理其相应申请;药品上市许可持有人为境外企业的,十年内禁止其药品进口。

第一百一十七条　生产、销售劣药的,没收违法生产、销售的药品和违法所得,并处违法生产、销售的药品货值金额十倍以上二十倍以下的罚款;违法生产、批发的药品货值金额不足十万元的,按十万元计算,违法零售的药品货值金额不足一万元的,按一万元计算;情节严重的,责令停产停业整顿直至吊销药品批准证明文件、药品生产许可证、药品经营许可证或者医疗机构制剂许可证。

生产、销售的中药饮片不符合药品标准,尚不影响安全性、有效性的,责令限期改正,给予警告;可以处十万元以上五十万元以下的罚款。

第一百一十八条　生产、销售假药,或者生产、销售劣药且情节严重的,对法定代表人、主要负责人、直接负责的主管人员和其他责任人员,没收违法行为发生期间自本单位所获收入,并处所获收入百分之三十以上三倍以下的罚款,终身禁止从事药品生产经营活动,并可以由公安机

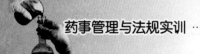

关处五日以上十五日以下的拘留。

对生产者专门用于生产假药、劣药的原料、辅料、包装材料、生产设备予以没收。

第一百三十七条　有下列行为之一的，在本法规定的处罚幅度内从重处罚：

（一）以麻醉药品、精神药品、医疗用毒性药品、放射性药品、药品类易制毒化学品冒充其他药品，或者以其他药品冒充上述药品；

（二）生产、销售以孕产妇、儿童为主要使用对象的假药、劣药；

（三）生产、销售的生物制品属于假药、劣药；

（四）生产、销售假药、劣药，造成人身伤害后果；

（五）生产、销售假药、劣药，经处理后再犯；

（六）拒绝、逃避监督检查，伪造、销毁、隐匿有关证据材料，或者擅自动用查封、扣押物品。

第一百四十四条　药品上市许可持有人、药品生产企业、药品经营企业或者医疗机构违反本法规定，给用药者造成损害的，依法承担赔偿责任。

因药品质量问题受到损害的，受害人可以向药品上市许可持有人、药品生产企业请求赔偿损失，也可以向药品经营企业、医疗机构请求赔偿损失。接到受害人赔偿请求的，应当实行首负责任制，先行赔付；先行赔付后，可以依法追偿。

生产假药、劣药或者明知是假药、劣药仍然销售、使用的，受害人或者其近亲属除请求赔偿损失外，还可以请求支付价款十倍或者损失三倍的赔偿金；增加赔偿的金额不足一千元的，为一千元。

3. 违法行为分析

（1）涉案药品定性：依据《药品管理法》（2001 年修订）第四十八条规定被污染药品按假药论处，本案例中多个批次药品被污染，因此应按生产销售假药行为论处。故本案生产者违反了《药品管理法》第四十八条"禁止生产、销售假药"之规定。

（2）适用条款：本案行为违反了《药品管理法》（2001 年修订）第四十八条、第七十四条、第七十六条、第九十三条规定。

4. 法律责任　根据《药品管理法》（2001 年修订）第七十四条和第七十六条相关规定，违法者应当承担下列法律责任：

（1）行政责任：① 没收假药和违法所得，并处药品货值金额 2～5 倍的罚款；② 撤销药品批准证明文件，吊销许可证；③ 直接负责的主管人员和其他责任人 10 年内不得从事药品生产、经营活动；④ 对生产的原辅料、包材、设备予以没收。

（2）民事责任：依法承担损害赔偿民事责任。

（3）刑事责任：依法承担刑事责任。

案例二：药品知识产权案例——药品商标侵权案

【案情简介】利君公司是驰名全国的高科技、现代化制药企业，"利君""利君沙"商标属利君公司的药品注册商标，是国家认定的全国驰名商标、陕西省著名商标。2006 年 3 月，西安利君制药有限公司(以下简称利君公司)在湖南省某地区药品销售市场发现大连××公司生产的,标注"利君箭"牌抗生素类药品在销售。利君公司认为大连××公司的行为对其药品注册商标"利君""利君沙"商标专用权构成严重侵犯,即于当年5月向当地工商局提出书面投诉。工商局经调查认定大连××公司"利君箭"药品属于侵权产品,当即对市场销售的药品进行了全面查处,并对大连××公司处以5万元罚款。2006年10月,利君制药向案发地中级人民法院提起民事诉讼,要求大连××公司赔偿损失5万元。法院受理此案后于11月进行开庭审理。在庭审过程中,原告利君公司坚持向工商局书面投诉时的理由,而被告大连××公司则认为"利君箭"与利君制药公司的"利君""利君沙"商标不属于法律上的近似商标,消费者不会产生误认,同时其"利君箭"商标已向国家工商行政管理总局商标局提出了商标注册申请,正在审查之中,并向法庭提供了国家商标局关于"利君箭"商标申请注册的受理通知书一份。

【问题讨论】

1. 被告主张能否成立? 大连××公司对利君公司构成商标侵权吗?

2. 如何认定商标侵权行为?

3. 商标侵权行为发生后,受侵害人可以通过哪些途径来维护自身合法权益?

【案例分析】

1. 被告主张不能成立,大连××公司对利君公司构成商标侵权。

利君公司在药品上拥有"利君""利君沙"商标的注册专用权,并且"利君沙"商标曾被国家工商总局认定为驰名商标;大连制药公司已向国家商标局提出"利君箭"商标在药品上的注册申请,但正在审查之中,尚未取得商标注册证书。大连制药公司用与利君公司相近似的商标使用在相同的产品上,已造成相关消费者的误认,对利君制药构成侵权。

2. 认定为商标侵权行为的情况

(1) 未经商标注册人的许可,在同一种商品或者类似商品上使用与其注册商标相同或者近似的商标的;

(2) 销售侵犯注册商标专用权的商品的;

(3) 伪造、擅自制造他人注册商标标识或者销售伪造、擅自制造的注册商标标识的;

(4) 未经商标注册人同意,更换其注册商标并将该更换商标的商品又投入市场的;

(5) 给他人的注册商标专用权造成其他损害的。

3. 商标侵权行为发生后,受侵害人应当注意对证据的及时提取和保全。在选择维权途径时,既可直接向工商行政机关投诉,也可直接向被告所在地或侵权行为所在地中级人民法院起诉,或者先向工商机关投诉再向人民法院起诉。

4. 适用法律依据　《中华人民共和国商标法》(经1982年8月23日第五届全国人大常委会第二十四次会议通过,自1983年3月1日起施行。根据1993年2月22日第七届全国人民代表大会常务委员会第三十次会议《关于修改〈中华人民共和国商标法〉的决定》第一次修正,根据2001年10月27日第九届全国人民代表大会常务委员会第二十四次会议《关于修改〈中华人民共和国商标法〉的决定》第二次修正,根据2013年8月30日第十二届全国人民代表大会常务委员会第四次会议《关于修改〈中华人民共和国商标法〉的决定》第三次修正,根据 2019 年 4 月 23 日第十三届全国人民代表大会常务委员会第十次会议《关于修改〈中华人民共和国建筑法〉等八部法律的决定》修正)。

《中华人民共和国商标法》(2001 年修正)

第四十八条 【未注册商标的管理】使用未注册商标,有下列行为之一的,由地方工商行政管理部门予以制止,限期改正,并可以予以通报或者处以罚款:

(一)冒充注册商标的;

(二)违反本法第十条规定的;

(三)粗制滥造,以次充好,欺骗消费者的。

第五十条 【对决定不服的起诉】对工商行政管理部门根据本法第四十五条、第四十七条、第四十八条的规定做出的罚款决定,当事人不服的,可以自收到通知之日起十五日内,向人民法院起诉;期满不起诉又不履行的,由有关工商行政管理部门申请人民法院强制执行。

第五十二条 【商标侵权行为】有下列行为之一的,均属侵犯注册商标专用权:

(一)未经商标注册人的许可,在同一种商品或者类似商品上使用与其注册商标相同或者近似的商标的;

(二)销售侵犯注册商标专用权的商品的;

(三)伪造、擅自制造他人注册商标标识或者销售伪造、擅自制造的注册商标标识的;

(四)未经商标注册人同意,更换其注册商标并将该更换商标的商品又投入市场的;

(五)给他人的注册商标专用权造成其他损害的。

第五十三条 【商标侵权行为的法律责任与行政、司法救济】有本法第五十二条所列侵犯注册商标专用权行为之一,引起纠纷的,由当事人协商解决;不愿协商或者协商不成的,商标注册人或者利害关系人可以向人民法院起诉,也可以请求工商行政管理部门处理。工商行政管理部门处理时,认定侵权行为成立的,责令立即停止侵权行为,没收、销毁侵权商品和专门用于制造侵权商品、伪造注册商标标识的工具,并可处以罚款。当事人对处理决定不服的,可以自收到处理通知之日起十五日内依照《中华人民共和国行政诉讼法》向人民法院起诉;侵权人期满不起诉又不履行的,工商行政管理部门可以申请人民法院强制执行。进行处理的工商行政管理部门根据当事人的请求,可以就侵犯商标专用权的赔偿数额进行调解;调解不成的,当事人可以依照《中华人民共和国民事诉讼法》向人民法院起诉。

第五十四条 【对商标侵权的行政查处】对侵犯注册商标专用权的行为,工商行政管理部门有权依法查处;涉嫌犯罪的,应当及时移送司法机关依法处理。

第五十六条 【赔偿数额】侵犯商标专用权的赔偿数额,为侵权人在侵权期间因侵权所获得的利益,或者被侵权人在被侵权期间因被侵权所受到的损失,包括被侵权人为制止侵权行为所支付的合理开支。

前款所称侵权人因侵权所得利益,或者被侵权人因被侵权所受损失难以确定的,由人民法院根据侵权行为的情节判决给予五十万元以下的赔偿。

销售不知道是侵犯注册商标专用权的商品,能证明该商品是自己合法取得的并说明提供者的,不承担赔偿责任。

第五十七条　【诉前财产保全】商标注册人或者利害关系人有证据证明他人正在实施或者即将实施侵犯其注册商标专用权的行为,如不及时制止,将会使其合法权益受到难以弥补的损害的,可以在起诉前向人民法院申请采取责令停止有关行为和财产保全的措施。

人民法院处理前款申请,适用《中华人民共和国民事诉讼法》第九十三条至第九十六条和第九十九条的规定。

第五十八条　【证据保全】为制止侵权行为,在证据可能灭失或者以后难以取得的情况下,商标注册人或者利害关系人可以在起诉前向人民法院申请保全证据。

人民法院接受申请后,必须在四十八小时内做出裁定;裁定采取保全措施的,应当立即开始执行。

人民法院可以责令申请人提供担保,申请人不提供担保的,驳回申请。

申请人在人民法院采取保全措施后十五日内不起诉的,人民法院应当解除保全措施。

第五十九条　【刑事责任】未经商标注册人许可,在同一种商品上使用与其注册商标相同的商标,构成犯罪的,除赔偿被侵权人的损失外,依法追究刑事责任。

伪造、擅自制造他人注册商标标识或者销售伪造、擅自制造的注册商标标识,构成犯罪的,除赔偿被侵权人的损失外,依法追究刑事责任。

销售明知是假冒注册商标的商品,构成犯罪的,除赔偿被侵权人的损失外,依法追究刑事责任。

案例三:违法药品广告案

【案情简介】2007 年 10 月 27 日,在《××特区报》第 9 版上刊登的青海琦鹰汉藏生物制药股份有限公司生产的十五味龙胆花丸药品广告,其广告批准文号:青药广审(文)第 2007010024 号。该广告广告词宣称:服用"藏克"1～3 盒,即可得到有效治疗。服用 3～10 天,患者咳嗽、气喘、憋闷就有明显的好转,服用 10～15 天会感到呼吸顺畅,咳嗽、哮喘几乎消失,服用 3 个疗程几十年的老毛病就不见了。并宣称止咳平喘当天见效。

【问题讨论】

1. 该药品广告存在哪些违法内容?

2. 违法者应当承担什么法律责任?

【案例分析】

1. 适用法律法规　《中华人民共和国药品管理法》《中华人民共和国广告法》《中华人民共和国药品管理法实施条例》《药品广告审查发布标准》《药品广告审查办法》等。

2. 法律依据

(1)《药品管理法》(2001 年修订)

第六十一条　药品广告的内容必须真实、合法,以国务院药品监督管理部门批准的说明书为准,不得含有虚假的内容。

药品广告不得含有不科学的表示功效的断言或者保证;不得利用国家机关、医药科研单位、学术机构或者专家、学者、医师、患者的名义和形象作证明。

非药品广告不得有涉及药品的宣传。

第六十二条　省、自治区、直辖市人民政府药品监督管理部门应当对其批准的药品广告进行检查,对于违反本法和《中华人民共和国广告法》的广告,应当向广告监督管理机关通报并提出处理建议,广告监督管理机关应当依法作出处理。

第九十二条　违反本法有关药品广告的管理规定的,依照《中华人民共和国广告法》的规定处罚,并由发给广告批准文号的药品监督管理部门撤销广告批准文号,一年内不受理该品种的广告审批申请;构成犯罪的,依法追究刑事责任。

药品监督管理部门对药品广告不依法履行审查职责,批准发布的广告有虚假或者其他违反法律、行政法规的内容的,对直接负责的主管人员和其他直接责任人员依法给予行政处分;构成犯罪的,依法追究刑事责任。

(2)《药品管理法实施条例》(2002 年)

第七十条　篡改经批准的药品广告内容的,由药品监督管理部门责令广告主立即停止该药品广告的发布,并由原审批的药品监督管理部门依照《药品管理法》第九十二条的规定给予处罚。

药品监督管理部门撤销药品广告批准文号后,应当自作出行政处理决定之日起 5 个工作日内通知广告监督管理机关。广告监督管理机关应当自收到药品监督管理部门通知之日起 15 个工作日内,依照《中华人民共和国广告法》的有关规定作出行政处理决定。

(3)《广告法》(1994 年)

(1994 年 10 月 27 日第八届全国人民代表大会常务委员会第十次会议通过,2015 年 4 月 24 日第十二届全国人民代表大会常务委员会第十四次会议修订,根据 2018 年 10 月 26 日第十三届全国人民代表大会常务委员会第六次会议《关于修改〈中华人民共和国野生动物保护法〉等十五部法律的决定》修正)

第十四条　药品、医疗器械广告不得有下列内容:

(一)含有不科学的表示功效的断言或者保证的;

(二)说明治愈率或者有效率的;

(三)与其他药品、医疗器械的功效和安全性比较的;

(四)利用医药科研单位、学术机构、医疗机构或者专家、医生、患者的名义和形象作证明的;

(五)法律、行政法规规定禁止的其他内容。

第三十七条　违反本法规定,利用广告对商品或者服务作虚假宣传的,由广告监督管理机关责令广告主停止发布、并以等额广告费用在相应范围内公开更正消除影响,并处广告费用一倍以上五倍以下的罚款;对负有责任的广告经营者、广告发布者没收广告费用,并处广告费用一倍以上五倍以下的罚款;情节严重的,依法停止其广告业务。构成犯罪的,依法追究刑事责任。

第三十八条 违反本法规定,发布虚假广告,欺骗和误导消费者,使购买商品或者接受服务的消费者的合法权益受到损害的,由广告主依法承担民事责任;广告经营者、广告发布者明知或者应知广告虚假仍设计、制作、发布的,应当依法承担连带责任。

广告经营者、广告发布者不能提供广告主的真实名称、地址的,应当承担全部民事责任。社会团体或者其他组织,在虚假广告中向消费者推荐商品或者服务,使消费者的合法权益受到损害的,应当依法承担连带责任。

第四十一条 违反本法第十四条至第十七条、第十九条规定,发布药品、医疗器械、农药、食品、酒类、化妆品广告的,或者违反本法第三十一条规定发布广告的,由广告监督管理机关责令负有责任的广告主、广告经营者、广告发布者改正或者停止发布,没收广告费用,可以并处广告费用一倍以上五倍以下的罚款;情节严重的,依法停止其广告业务。

3. 违法行为分析

(1) 违法行为的认定:本案中存在违反法律法规规定的下述行为:① 药品广告中含有不科学地表示功效的断言或者保证;② 广告利用三个患者以自述形式夸大使用药品疗效;③ 作为非处方药广告,该药品广告没有标明"请按药品说明书或在药师指导下购买和使用";④ 篡改广告审批内容(与广告审批内容不符)。

(2) 适用法律法规条款:本案中违法行为违反了《药品管理法》第六十一条、《广告法》第十四条之规定,可依据《药品管理法》第六十二条、第九十二条,《药品管理法实施条例》第七十条,《广告法》第三十七条、第三十八条、第四十一条之规定给予行政处罚。

4. 法律责任

(1) 由药品监督管理部门进行的行政处罚:依照前述适用条款,由发给广告批准文号的药品监督管理部门撤销广告批准文号,一年内不受理该品种的广告审批申请。

(2) 由广告监督管理机关进行的行政处罚:依照前述适用条款,由广告监督管理部门责令负有责任的广告主、广告经营者、广告发布者改正或者停止发布,没收广告费用,可以并处广告费用一倍以上五倍以下的罚款。

案例四:"欣弗"劣药事件

【案情简介】2006 年 7 月 27 日,原国家食品药品监督管理局接到青海省食品药品监督管理局报告,西宁市部分患者在使用某药厂生产的"欣弗"后,出现了胸闷、心悸、心慌、寒战、肾区疼痛、腹痛、腹泻等症状。随后,广西、浙江、黑龙江、山东等地食品药品监督管理部门也分别报告在本地发现相同品种出现相似的临床症状的病例。

经查,该公司 2006 年 6 月至 7 月生产的"欣弗"未按标准的工艺参数灭菌,擅自降低灭菌温度,缩短灭菌时间。按照批准的工艺,该药品应当经过 105℃、30 分钟的灭菌过程,但该公司却擅自将灭菌温度降低到 100～104℃不等,将灭菌时间缩短到 1～4 分钟不等,明显违反规定。此外,增强灭菌柜装载量,影响了灭菌效果。经中国药品生物制品检定所对相关样品的检验,结果表明,无菌检查和热原检查不符合规定。截止到 2006 年 8 月 14 日,企业已收回 1 247 574 瓶,收回途中 173 007 瓶,异地查封 403 170 瓶。

"欣弗"事件给公众健康和生命安全带来了严重威胁,致使 11 人死亡,并造成了恶劣的社会影响。

【问题讨论】

1. 上述案例属于何种性质的案件?

2. 你认为上述违法行为适用《药品管理法》及其实施条例中的哪些条款与规定?

3. 你认为违法者应当承担何种法律责任?

【案例分析】

1. 适用法律 《中华人民共和国药品管理法》

2. 法律依据 《药品管理法》(2001 年修订)

第四十九条 禁止生产、销售劣药。

药品成分的含量不符合国家药品标准的,为劣药。

有下列情形之一的药品,按劣药论处:

(一)未标明有效期或者更改有效期的;

(二)不注明或者更改生产批号的;

(三)超过有效期的;

(四)直接接触药品的包装材料和容器未经批准的;

(五)擅自添加着色剂、防腐剂、香料、矫味剂及辅料的;

(六)其他不符合药品标准规定的。

第七十五条 生产、销售劣药的,没收违法生产、销售的药品和违法所得,并处违法生产、销售药品货值金额一倍以上三倍以下的罚款;情节严重的,责令停产、停业整顿或者撤销药品批准证明文件、吊销"药品生产许可证""药品经营许可证"或者"医疗机构制剂许可证";构成犯罪的,依法追究刑事责任。

第七十六条 从事生产、销售假药及生产、销售劣药情节严重的企业或者其他单位,其直接负责的主管人员和其他直接责任人员十年内不得从事药品生产、经营活动。

对生产者专门用于生产假药、劣药的原辅材料、包装材料、生产设备,予以没收。

第九十三条 药品的生产企业、经营企业、医疗机构违反本法规定,给药品使用者造成损害的,依法承担赔偿责任。

第九十七条 药品监督管理部门应当依法履行监督检查职责,监督已取得"药品生产许可证""药品经营许可证"的企业依照本法规定从事药品生产、经营活动。

已取得"药品生产许可证""药品经营许可证"的企业生产、销售假药、劣药的,除依法追究该企业的法律责任外,对有失职、渎职行为的药品监督管理部门直接负责的主管人员和其他直接责任人员依法给予行政处分;构成犯罪的,依法追究刑事责任。

3. 违法行为分析

(1)涉案药品定性:《药品管理法》第四十九条第三款规定:有下列情形之一的药品,按劣药论处,其中第六项是"其他不符合药品标准规定的。"

　　现行的药品标准主要是《中华人民共和国药典》(以下简称《药典》)和原国家食品药品监督管理局制定的《国家药品标准》、原卫生部药品标准(以下简称《局标》)。在《药典》和《局标》中,每一个药品项下一般规定有【性状】【鉴别】【检查】【含量测定】【规格】【储藏】等项。其中,【鉴别】【处方】【性状】【功能与主治】不符合规定,属于假药或按假药论处的情形。【含量测定】【规格】不符合规定,中成药未按【处方】规定的量配料生产的,根据《药品管理法》第四十九条第二款"药品成分的含量不符合国家药品标准的,为劣药"。除以上列举的项目之外,其他项目不符合《药典》和《局标》的,都属于"其他不符合药品标准规定的",应按劣药论处。具体可分为以下几种情况。

　　【性状】不符合规定:中药饮片虫蛀、霉变、走油、鼠咬等;中成药裂片、虫蛀、结块、粘连、霉变;糖衣片花斑;化学药片剂潮解、变色;注射剂有杂质、絮状物、混浊等;糖浆剂混浊、产生絮状物等。

　　【检查】不符合规定:凡列入【检查】项的内容不符合规定都属于此类情况。

　　【储藏】不符合规定:应冷藏的品种未存放于无霜冰柜或无霜冰箱中,而储藏在室温条件下或阴凉库等;应阴凉保存的品种存放于室温条件下。

　　【制法】不符合规定:不按照标准规定的生产工艺生产,配制药品使用的辅料不符合药品标准规定的等。

　　【炮制】不符合规定:生用或减少炮制原料等。

　　此外,生物制品的【检定】、中成药和中药的【浸出物】等不符合《药典》和《局标》规定的,也属于"其他不符合药品标准规定的"药品。

　　应当注意,对"其他不符合药品标准规定的"不能脱离药品标准而夸大地去理解。以下均不能定为"其他不符合药品标准规定的"情况:药品标签、说明书不符合《药品包装、标签和说明书管理规定》,药品大包装、中包装破损,无生产或配制批记录,现场管理混乱、卫生环境不符合要求,无相应的药品生产设施或药品检验设备,药品经营企业和使用单位从非法渠道购进、无合法进货凭证以及未建立购进或销售记录。

　　该涉案药厂擅自降低灭菌温度,缩短灭菌时间,其生产的药品根据《药品管理法》第四十九条规定"其他不符合药品标准规定的",应按劣药论处。因此,该药厂的行为应认定为生产劣药。

　　(2)适用条款:该药厂违反了《药品管理法》第四十九条"禁止生产、销售劣药"之规定。可根据《药品管理法》第七十五条、第七十六条、第九十三条之规定给予行政处罚。构成犯罪的,应依法追究刑事责任。

　　根据《药品管理法》第九十七条之规定,药品生产企业生产、销售劣药的,除追究涉事企业法律责任外,还应依法对有失职、渎职行为的药品监督管理部门直接负责的主管人员和其他直接责任人员依法给予行政处分。构成犯罪的,应依法追究刑事责任。

　　4. 法律责任

　　(1)行政责任

　　① 行政处罚:依据前述条款,可给予该药厂没收劣药和违法所得,并处药品货值金额1～3

倍的罚款;撤销药品批准证明文件;吊销"药品生产许可证";违法企业直接负责的主管人员和其他责任人10年内不得从事药品生产、经营活动等行政处罚。

②行政处分:依据前述条款,对有失职、渎职的药品监督管理部门直接负责的主管人员和其他责任人员依法给予行政处分。

(2)民事责任:企业应依法承担损害赔偿民事责任。

(3)刑事责任:企业和相关人员构成犯罪的,应依法追究刑事责任。

(二)药品实训案例

1. 制售假药案

【案情简介】2011年3月30日,据群众举报,南曹乡南曹村一民宅内有人生产假冒"江中健胃消食片"等药品。执法人员现场查获大量尚未包装的假冒"江中药业股份有限公司"的药品"健胃消食片"600余板。执法人员现场将犯罪嫌疑人李宁歌等12名涉案人员移交公安机关,并将这些假冒医疗器械、假冒药品、包装机器和堆成小山的包装盒、包装材料依法予以扣押封存。此案涉案金额128万元。

【问题讨论】

(1)本案有何违法行为?应定性为什么?

(2)违法者应当承担什么法律责任?

2. 无证经营案

【案情简介】A药店因经营不善,注销了"药品经营许可证"。经与B药店协商,该店将剩余的160种、价值2万元的药品一次性转移至B药店销售。至药品监管执法人员检查时,B药店已销售货值5000元的该批药品。

【问题讨论】

(1)本案违法主体是谁?应定性为什么?

(2)应承担什么法律责任?

(3)库存药品应如何处理?

3. 某中医门诊部治肝假药案

【案情简介】武汉市药监部门突查武昌某中医门诊部,查获400余袋无文号治肝假药和60多瓶水剂。根据群众举报线索,对位于武昌紫阳路的某中医门诊部一楼药房进行检查,发现400余袋紫色、棕色、黑色的药丸(外包装塑料袋上无任何标识)以及60多瓶褐色水剂一批。药房处方上,记录有转阴1号、5号、6号记录。这些无文号药剂是该门诊部肝病和耳鼻喉专科用药。专科承包人张某交代,他来自广西,这些无文号的药丸是所谓的"转阴排毒丸",是在门诊后的注射室里分装的。张某与门诊的合同中显示,他每年向门诊部交纳"管理费"10万元。该门诊部和张某拒不交代药品来源、价格和使用数量。

【问题讨论】

(1)本案违法主体是谁?

(2)有何违法行为?应定性为什么?

（3）应承担什么法律责任？

4."齐二药"假药事件

【案情简介】2006年4月22日和4月24日,广东某医院住院的重症肝炎病人中先后出现2例急性肾衰竭症状,至4月29日、30日又出现多例相同病症病人,后经证实由患者新近使用齐齐哈尔第二制药有限公司"齐二药"生产的"亮菌甲素注射液"引起。广东药检所最终确定"齐二药"生产的亮菌甲素注射液里含有大量工业原料二甘醇,共导致9名患者急性肾衰竭死亡。不法商人王某伪造药品生产许可证将工业用原料二甘醇冒充药用辅料丙二醇出售给"齐二药","齐二药"生产负责人和质量负责人违规操作致使假冒药用辅料投入生产并投放市场。

【问题讨论】

（1）该案应如何定性？

（2）在该案件中企业的生产负责人和质量负责人应承担哪些责任？

5.药品行政垄断案

【案情简介】某制药公司因经营需要,决定到A地开拓市场,并委派了企业经营负责人。可当该公司负责人在A地药品监督管理部门办有关手续时,却被告知要先办理准销证和准入证,否则一律按劣药论处。该企业负责人在办理准销证和准入证过程中,却遭到百般习难。尽管该企业产品通过了GMP质量认证,但该地仍以种种借口拖延办证时间,并要收受巨额办证费用。该负责人在进一步调查后得知事情真相:原来该地已经有一家制药企业生产同类产品,该地为保护本地产品,一直严禁外地产品进入。该公司觉得这是典型的地方保护主义,遂向其上级药监部门进行举报。上级药监部门对此极为重视,经过深入调查,决定取消准入证和准销证,允许该公司产品进入,并对有关人员进行了处罚。

【问题讨论】

（1）本案违法主体是谁？

（2）有何违法行为？应定性为什么？

（3）应承担什么法律责任？

6.进口内窥镜行政处罚案

【案情简介】某药品监督管理局稽查人员在武汉某大学附属医院检查时发现,该医院正在使用的进口STORZ牌腹腔镜系统有问题,现场不能提供该产品的注册登记表,也未见该腹腔镜系统其他配套医疗器械的产品注册证。经查,某内窥镜中国有限公司是一家注册地在中国香港的公司,该公司负责某进口内窥镜系统在中国内地的销售事宜,腹腔镜系统销售金额83 000美元。

该套腹腔镜系统在进口过程中只取得其中部分设备的进口产品注册证书。据不完全统计,该公司在湖北地区21家医疗机构共销售26套内窥镜系统,销售金额约200万美元,其中销售未经注册的医疗器械设备金额约150万美元。

【问题讨论】

（1）本案违法主体是谁？

（2）有何违法行为？应定性为什么？

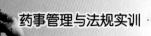
(3) 应承担什么法律责任?

7. 药品违法广告案

【案情简介】 河南省××制药有限公司生产的药品"肠胃宁片",其功能主治为"健脾益肾,温中止痛,涩肠止泻。用于脾肾阳虚所致的泄泻,症见大便不调、五更泄泻、时带黏液,伴腹胀腹痛、胃脘不舒、小腹坠胀"。广告宣称"胃酸、胃痛、胃胀永远消失;3 个疗程溃疡全面康复,真正的胃肠修复专家"等。该药品广告还利用患者名义作证明。

【问题讨论】

(1) 该药品广告存在哪些违法之处?

(2) 依照相关法律规定对该药品广告行为应如何处罚?

8. 购进药品无记录案

【案情简介】 某个体诊所购进一批药品,没有按规定将该批药品进行记录。当地药品监督管理部门在例行检查时发现该批药品没有购进记录,该诊所负责人称还没有来得及记录,表示马上补记。从进货单据所载的日期看,该批药品已购进 2 个月。

【问题讨论】

(1) 本案诊所是否有违法行为?

(2) 诊所若有违法行为,应定性为什么?

(3) 诊所应承担什么法律责任? 分别应由哪个部门处理?

9. 兽药店经营人用药品案

【案情简介】 A 市药监局执法人员在例行检查时,发现该县某镇兽医站下属的兽药店经营少量的人用药品。立即做出立案处理,并查明该兽药店曾在 2011 年底因经营人用药品而受到药监部门的处理。

【问题讨论】

(1) 本案兽药店是否有违法行为?

(2) 兽药店的违法行为应定性为什么?

(3) 兽药店应承担什么法律责任?

10. 商标保卫战

【案情简介】 "伟哥"商标案始于 1998 年,某外国公司研制生产的抗 ED(男性性功能勃起障碍)特效药"Viagra"刚刚问世,"伟哥"这一名称就被国内媒体作为中文翻译名称而广泛使用。随后,国内 A 药业公司抢先在中国注册了"伟哥"这一中文商标,使得该外国公司的"Viagra"在进入中国市场时只能注册为"万艾可"。于是,双方便开始了"伟哥"商标的争夺"拉锯战"。该外国公司一直上诉到最高人民法院,2009 年 7 月,最高人民法院做出民事裁定,驳回原告再审申请。

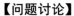

【问题讨论】

（1）该外国公司在中国内地对"伟哥"商标是否享有权益？

（2）中国 A 药业公司是否侵犯了该外国公司的商标专用权？

（3）"伟哥"商标与"万艾可"商标是否会使消费者产生混淆？

11. 山东非法疫苗案

【案情简介】2016 年 3 月 18 日，山东警方破获案值 5.7 亿元非法疫苗案，疫苗未经严格冷链存储运输销往 24 个省市。这些非法疫苗中含 25 种儿童、成人用二类疫苗。

据济南警方统计，在长达 5 年多时间里，庞某卫母女从陕西、重庆、吉林等 10 余个省市 70 余名医药公司业务员或疫苗贩子手中，低价购入流感、乙肝、狂犬病等 25 种人用疫苗（部分临期疫苗），然后加价售往湖北、安徽、广东、河南、四川等 24 个省、市、自治区 247 名人员手中。

济南市食品药品监督管理局在协助公安机关侦破庞某卫等非法经营疫苗案件中掌握的信息，共梳理出向庞某卫等提供疫苗及生物制品的上线线索 107 条，从庞某卫等处购进疫苗及生物制品的下线线索 193 条。

公诉机关指控，2013 年 6 月至 2015 年 4 月，被告人庞某卫在缓刑考验期内，未取得"药品经营许可证"等资质条件在山东省聊城市、济南市天桥区等地进行药品经营活动。其间，庞某卫从国内多地购进冻干人用狂犬病疫苗、乙型肝炎人免疫球蛋白、B 型嗜血杆菌结合疫苗等多种药品，存放于不符合冷藏要求的个人租赁场所，并以"配件"或"保健品"名义，用不符合冷藏要求的运输方式通过快递公司将上述药品发往本省及省外买家，销售金额共计 74 970 966 元。2014 年 9 月至 2015 年 4 月，被告人孙某明知其母亲庞某卫未取得"药品经营许可证"等资质条件，仍帮助庞某卫从事记录账目、收货、发货、银行转账等非法经营药品的活动，参与销售金额共计 42 666 272 元。公诉机关据此提请以非法经营罪追究庞某卫、孙某明的刑事责任。

2017 年 5 月 19 日，"山东非法疫苗案"主犯庞某卫及其女儿孙某二审维持原判，以非法经营罪分别获有期徒刑十九年、六年，没收全部财产近 800 万元。2018 年 2 月 2 日，贾某、倪某等 4 人非法向"山东非法疫苗案"主犯庞某卫销售疫苗一案，江苏省泰州市中级人民法院二审宣判，"驳回上诉、维持原判"。

【问题讨论】

（1）列出该案适用的法律法规名称及条款。

（2）运用所学药事法规知识分析该案中存在哪些行政违法违规行为。

（3）怎样才是合法的疫苗经营渠道？

12. 长春长生疫苗事件

【案情简介】2017 年 11 月，长春长生生物科技有限公司和武汉生物制品研究所有限责任公司生产的各一批次共计 65 万余支百白破疫苗效价指标不符合标准规定，被食药监总局责令企业查明流向，并要求立即停止使用不合格产品。

2018 年 7 月 15 日，国家药品监督管理局发布通告指出，长春长生生物科技有限公司冻干人用狂犬病疫苗生产存在记录造假等行为。

2018年10月16日,国家药品监督管理局和吉林省食品药品监督管理局依法从严对长春长生生物科技有限责任公司(以下简称"长春长生公司")违法违规生产狂犬病疫苗做出行政处罚。

行政处罚决定书载明,长春长生公司存在以下八项违法事实:一是将不同批次的原液进行勾兑配制,再对勾兑合批后的原液重新编造生产批号;二是更改部分批次涉案产品的生产批号或实际生产日期;三是使用过期原液生产部分涉案产品;四是未按规定方法对成品制剂进行效价测定;五是生产药品使用的离心机变更未按规定备案;六是销毁生产原始记录,编造虚假的批生产记录;七是通过提交虚假资料骗取生物制品批签发合格证;八是为掩盖违法事实而销毁硬盘等证据。

行政处罚决定书认定,上述行为违反了《中华人民共和国药品管理法》及其实施条例以及《药品生产质量管理规范》《药品生产监督管理办法》《生物制品批签发管理办法》等法律法规和规章。

依据行政处罚管辖有关规定,国家药品监督管理局和吉林省食品药品监督管理局分别对长春长生公司作出多项行政处罚。国家药品监督管理局撤销长春长生公司狂犬病疫苗(国药准字S20120016)药品批准证明文件;撤销涉案产品生物制品批签发合格证,并处罚款1 203万元。吉林省食品药品监督管理局吊销其"药品生产许可证";没收违法生产的疫苗、违法所得18.9亿元,处违法生产、销售货值金额三倍罚款72.1亿元,罚没款共计91亿元;此外,对涉案的高某芳等14名直接负责的主管人员和其他直接责任人员作出依法不得从事药品生产经营活动的行政处罚。涉嫌犯罪的,由司法机关依法追究刑事责任。

本案中,众多国家、地方药品监督相关工作人员因监管不到位、监督指导不力、审查把关不严、失察失责等问题被行政处分。证监会开出了"行政处罚决定书"及相关人员"市场禁入决定书"。中国保险监督管理委员会发布《关于发布长春长生公司狂犬病问题疫苗赔偿实施方案的公告》,通报《长春长生公司狂犬病问题疫苗赔偿实施方案》。《方案》指出,造成一般残疾的,一次性赔偿20万元/人;造成重度残疾或瘫痪的,一次性赔偿50万元/人;导致死亡的,一次性赔偿65万元/人。公安机关对长春长生生物科技有限责任公司董事长高某芳等18名犯罪嫌疑人向检察机关提请批准逮捕,追究刑事责任。

【问题讨论】

(1)对照国家药监局列出的违法事实,逐一查找 GMP 中相应的法规条款,阐明违规依据。

(2)本案中国家药监部门作出行政处罚的法律依据是什么?

(3)结合案情阐述行政处分和行政处罚、民事责任和刑事责任的区别。

13. 鸿茅药酒案

【案情简介】2017年12月19日,广州医生谭某东发布网帖《中国神酒"鸿毛药酒",来自天堂的毒药》,引发鸿茅药酒案。事后,内蒙古凉城县警方以"损害商品声誉罪"跨省抓捕了这位医生。一时间,关于该医生的言论是否对鸿茅药酒构成严重损害、警方跨省追捕是否存在民事纠纷刑事化的问题等疑问成为舆论焦点。尽管4月17日这位医生走出了看守所,但有关鸿茅药酒的安全性、有效性和违法广告等问题各方依然高度关注。

关于鸿茅药酒的产品属性,鸿茅药酒既不是酒,也不是保健食品,而是拥有"国药准字Z15020795"批准文号的药品。由原内蒙古自治区卫生厅于1992年10月16日批准注册,后经内蒙古自治区食品药品监督管理局两次再注册,现批准文号有效期至2020年3月18日。关于鸿茅药酒的药品标准收载于《中药成方制剂》第十四册,处方含有67味药,规格为每瓶装250 ml和500 ml。鸿茅药酒的说明书上也明确标注了祛风除湿、补气通络、舒筋活血、健脾温肾等主治功能。关于鸿茅药酒的广告问题,专家认为,鸿茅药酒通过广告宣传,不断弱化药品属性、强化保健功能,一定程度上模糊了药品与保健食品的边界,对消费者产生了误导。鸿茅药酒广告中不乏非药品宣传词,"肾虚腰酸鸿茅酒,每天两口病喝走""中老年健康需要每天呵护"等鸿茅药酒广告词为消费者所熟悉,更有超出药品说明书的"鸿茅药酒,每天两口""270余年养生上品"等广告用语。

据统计,鸿茅药酒的广告宣传在江苏、辽宁、山西、湖北等25个省市级食药监部门都曾被通报广告违法,不完全统计的违法次数达2630次,被暂停销售数十次。"监管部门不能因为企业之前的广告违规,就拒绝审查企业新的广告。鸿茅药酒正是利用了这一点,即便广告不断受到查处,仍通过修改此前的广告继续不断申请新广告。"记者了解到,近年来内蒙古自治区食药监局为鸿茅药酒审批过1 192个广告批件。

【问题讨论】

(1) 鸿茅药酒的广告构成违法吗?依据是什么?

(2) 药品和保健食品的区别是什么?

(3) 面对案例中情形,你有什么治理良策吗?

14. 翟一平案宣判

【案情简介】2019年10月,被称为现实版"药神"的翟一平案宣判。上海铁路运输法院认为,翟一平伙同他人共同违反国家药品管理法律法规,在未取得药品经营许可证的情况下非法经营药品,数额达470余万元,情节特别严重,其行为已构成非法经营罪;翟一平在共同犯罪中起次要、辅助作用,系从犯,依法应当减轻处罚;翟一平归案后能如实供述犯罪事实,且对认罪认罚可能导致的法律后果有明确的认知,自愿认罪认罚,依法可以从轻处罚。上海铁路运输法院判决,翟一平犯非法经营罪,判处有期徒刑3年,缓刑3年,并处罚金人民币3万元。

2018年2月,被告人翟一平和郭某洪(另案处理)在未取得药品经营许可证的情况下,共同商议决定,由郭某洪利用境外渠道购买Opdivo、Keytruda、Lenvima抗癌药品,经国际航班乘务人员私自带入境内交给被告人翟一平,后由翟一平负责通过QQ、微信等渠道向癌症患者加价5%代购费销售。其中,Opdivo(100 mg/10 ml)售价为人民币13 500元、Opdivo(40 mg/4 ml)售价为5 500元、Keytruda(100 mg)售价为28 000元、Lenvima(30粒装)售价为19 500元。2018年2月至7月间,被告人翟一平与郭某洪共同非法经营药品数额共计470余万元。

经药品生产企业认定,上述被查获的药品均系正规生产药品,且均于2018年7月至9月间经国家药品监督管理局批准在中国上市销售。翟一平所代购的PD-1已于2018年8月28日在全国50多个城市正式开售,且境内零售价比从德国代购更便宜。100 mg/10 ml规格零售价为 9 260 元,40 mg/4 ml 规格零售价为 4 591 元。

2019 年 8 月 26 日,新修订的《药品管理法》经审议通过。新《药品管理法》第一百二十四条规定,未经批准进口少量境外已合法上市的药品,情节较轻的,可以依法减轻或者免予处罚。新法对假劣药的范围也进行了修改,没有再把未经批准进口的药品列为假药。

【问题讨论】

(1) 你是否支持法院的判决?说明理由。

(2) 找出新《药品管理法》对该案情做出的法律调整。

(3) 如果该案在新《药品管理法》实施后发生,当事人承担的法律责任会有不同吗?

15. 深圳假药案

【案情简介】 2018 年 1 月,深圳市中级人民法院审结一起特大生产、销售假药案。法院披露,2014 年 9 月至 2016 年 3 月间,被告人纪某维伙同被告人陈某华等人,在香港、深圳注册多家公司,并以此为据点,从新加坡、印度等地大量购买未经国家批准进口的抗癌药物,如马法兰、格列卫、易瑞沙等,走私入境后再以 2 倍以上的价格销售给患者,一盒药获利上万元。同时采取通过公司官网宣传、向各地医院的医生推销等方式,将这些药品销往全国各地。涉案人员在没有经营许可证的情况下,销售的抗癌药品有万珂、阿比特龙、格列卫、美罗华、马法兰、AZD9291 药物 30 余种,一盒抗癌药价格从几百元到几万元不等。在这些药品中,销售价基本是进货价的两倍以上。如格列卫的进货价是 500 元,销售价是 1 500 元左右;美罗华进价 7 500 元,售价达 15 000~17 500 元。

涉案人员主要营销手段是以分成的方式让医生"搭桥牵线"推荐给癌症患者及其家属,然后通过快递派送。纪某维供认,帮忙联系介绍业务的医生一般是按照药品销售额的 10% 分成,通过他们提供的账号转账过去。

除此之外,这个团伙还自行调配制作所谓的抗癌药品、盗用国内外知名抗癌药品牌销售给患者。

AZD9291 是美国阿斯利康公司生产的癌症新药,主治晚期非小细胞类肺癌,2015 年被 FDA(美国食品药品监督管理局)批准上市,2017 年才在中国上市。AZD9291 作为第三代肿瘤抑制剂,能够解决前两代药物的耐药问题,售价高昂,一盒药售价 5 万元左右(80 mg×30 粒),仅能满足患者一个月的用量。纪某维售卖的 AZD9291 药粉价格则要便宜得多。纪某维交代,他的进货渠道,价格仅为 600 元/克。这些药物经他手转卖给下线也只加了 300 元左右,再次经手转卖给患者也不过是 2 000 元/克。纪某维等人从上线手里拿到药粉,装在小塑料瓶里。这些药粉需要按照比例跟无菌淀粉和果糖搭配一起装进胶囊里才能服用。纪某维等人交代,他们要负责把药粉和淀粉装进胶囊里,加工成胶囊,而剂量比例是送货渠道早就确定好的。

中国食品药品检定研究院对稽查局送来的 AZD9291 药粉进行了检测,发现药粉里 AZD9291 的含量只有 30%。涉案的自行灌装药品检验结果不合格,证实其不含有效成分,属于假药。而经深圳市市场稽查局的鉴定,涉案的走私抗肿瘤药物,均属于必须经国家批准进口却未经批准的药品,依法应按假药论处。

"我们拿货的时候,对方告诉我们是正规药品,药品纯度是 99%,我被他们骗了。"

【问题讨论】

（1）分析本案中涉案人员存在哪几种行政违法行为。

（2）结合案情，要保证药品质量，哪些重要的环节需要加强监管？

16. 聊城"假药事件"

【案情简介】2018 年 4 月，患者王某禹因患小细胞肺癌和膀胱癌，入住聊城市肿瘤医院，同年 11 月 10 日因病去世。治疗期间，主任医师陈某祥向王某禹之女王某青推荐未经批准的进口药"卡博替尼"，让其自行购买。王某青请求陈某祥介绍购买渠道，陈某祥将购买过此药的病人家属王某伟介绍给王某青。应王某青之弟王某光请求，王某伟将为其父购买但未使用的 1 瓶"卡博替尼"转卖给王某光；后应王某光请求，王某伟又从段某真处帮其购买一瓶"卡博替尼"，共获利 784 元。后患者因病去世，患者的女儿开始到医院闹医生无果，之后鉴定药物起诉医生，结果判定医生情节轻微不予处置。但是家属找到了山东电视台后，引爆了整个事件，聊城市卫健委对陈某祥医生给予责令暂停一年执业活动的行政处罚。

依照《药品管理法》有关规定，"卡博替尼"为必须批准而未经批准进口的药品。陈某祥向患者推荐"卡博替尼"并列入医嘱，违反了《执业医师法》相关规定。《执业医师法》明确规定：医生必须使用经国家批准的药品、消毒药剂和医疗器械。

2014 年，"两高"在《关于办理危害药品安全刑事案件适用法律若干问题的解释》第六条规定：医疗机构、医疗机构工作人员明知是假药、劣药而有偿提供给他人使用……的行为，应当认定为刑法第一百四十一条、第一百四十二条规定的"销售"。

2019 年 3 月 24 日，山东公安通报，对"聊城主任医师开假药"问题，依法对陈某祥、王某伟做出终止侦查的决定。陈某祥向患者推荐"卡博替尼"并列入医嘱，违反了《执业医师法》相关规定。但未发现陈某祥从中牟利，与药品销售人员也不存在利益关联，没有证据证明王某禹死亡与该药有直接关系。其行为虽属违法，但不构成犯罪。患者家属王某青在其父去世后，多次辱骂陈某祥和院方工作人员，扰乱医院正常秩序，对其予以训诫。

【问题讨论】

（1）试结合案情解释聊城市卫健委处罚决定的正当性。

（2）对患者家属追究陈某祥"销售假药罪"刑事责任的诉求，公安机关为何不予支持而做出终止侦查决定？

17. 某药店未凭处方销售处方药被处罚案

【案情简介】2019 年 7 月 24 日，浙江温州市洞头区市场监管局依法对某医药连锁有限公司门店进行检查，发现该店未凭处方销售处方药，未进行电子处方审核等违法行为后，责令当事人立即改正，逾期不改正的，责令停业整顿并处罚款。但该店在接到责令改正通知后未进行整改，于 2019 年 7 月 28 日~7 月 29 日，仍未凭处方销售处方药，或者有的处方无执业药师审核，无配药药师、复核药师签名，处方笺上执业药师的审核人员、调配人员均由同一人签名，共计销售 5 盒处方药。

当事人未凭处方销售处方药，违反了《中华人民共和国药品管理法》和《药品经营质量管理规范》之规定，根据《药品经营质量管理规范》第一百八十三条以及《中华人民共和国药品管理法》第七十八条的规定,对当事人处以责令停业整顿并罚款1.5万元。

【问题讨论】

(1) 试根据该案情写一份行政处罚决定书(格式文件可由教师提供或在教师指导下网上自行下载)。

(2) 试根据新《药品管理法》列出该案的处罚依据和处罚结果。

18. 某医药公司因通过互联网交易方式直接向公众销售处方药被处罚

【案情简介】 泉州市食品药品投诉举报中心接到举报电话。根据举报线索,泉州市食品药品监督管理局对泉州市某医药公司进行现场核查。检查该公司的互联网药品销售平台(天猫某网店)时,发现该公司涉嫌存在采用互联网交易的方式直接向公众销售处方药的行为。泉州市食品药品监督管理局依法对该公司予以立案调查。经查明,该公司于2017年11月2日至2018年2月26日期间,通过天猫某网店共售出处方药阿奇霉素软胶囊30盒,销售价格19.7~46元/盒,销售总金额842元。当事人采用互联网交易的方式直接向公众销售处方药的货值金额为842元,违法所得842元。

该公司采用互联网交易的方式直接向公众销售处方药的行为违反了《药品流通监督管理办法》第二十一条"药品生产、经营企业不得采用邮售、互联网交易等方式直接向公众销售处方药。"之规定。依据《药品流通监督管理办法》第四十二条"药品生产、经营企业违反本办法第二十一条……以邮售、互联网交易等方式直接向公众销售处方药的,责令改正,给予警告,并处销售药品货值金额二倍以下的罚款,但是最高不超过三万元"之规定予以行政处罚。

对于该公司的上述违法行为,泉州市食品药品监督管理局依法予以责令改正,并给予以下行政处罚:① 警告;② 处货值金额的1.5倍罚款1 263元。

【问题讨论】

(1) 试根据该案情写一份行政处罚决定书(格式文件可由教师提供或在教师指导下网上自行下载)。

(2) 根据案情制定行政处罚一般程序流程图,并分组模拟实施。

19. 云南药监局发布质量公告

【案情简介】 2019年12月10日,云南省药监局发布2019年第2期不合格药品质量公告。公告显示,为加强药品质量监管,保障公众用药安全,云南省各级药品监督管理部门在全省范围内开展了药品监督抽检,根据全省药品抽检核查情况,将抽检发现的不合格药品予以公告。该次公示的48批不合格药品,全部是中药及其饮片,其中大黄、独活、薄荷、地骨皮、羌活、天冬等品种多批次均不合格。公示的48批不合格中药饮片,不合格项目为含量、性状、浸出物、杂质、总灰分等。

易门沈会昌中医诊所山茱萸发现霉变,姚安县栋川镇南街卫生室山楂检查发现虫卵,昆明井田药业有限公司大黄发现虫卵,云南穗明生物科技开发有限公司的茜草发现有其他混杂品。

【问题讨论】

(1) 新版《药品管理法》关于假、劣药是怎样规定的?

(2) 按新版《药品管理法》应怎样认定案例中所涉不合格中药?

（3）案例中所涉及的药店、诊所、饮片厂、药企、医院是否都要按着新《药品管理法》进行追责处罚？

20. 南通破获某药房销售假药案

【案情简介】2019 年 3 月，江苏省南通市公安局经侦支队对启东某大药房销售名为"喘清"保健品的假药案进行立案侦查。经查，假药来源于陕西省西安市某中草药研发有限公司，该公司组织生产添加了激素"醋酸泼尼松"成分的"喘清"，并冒用其他保健品的批号，将"喘清"作为药品由内蒙古呼和浩特某商贸公司在全国各地发展地区销售代理，分别销往河北、内蒙古、辽宁、江苏、浙江、江西、山东、河南等地，涉案金额 1 000 万元以上。该案件特点：一是产、供、销分离，销售覆盖面广，形成了生产、总代理、地区分代理的专业化营销模式；二是暴利惊人，每盒 2.1 元的"喘清"到药店等零售环节已高达 29.8 元。

【问题讨论】

（1）本案中"喘清"应如何定性？定性依据是什么？

（2）本案中涉及哪些违法企业和人员？

（3）如果按新《药品管理法》处罚，应对相应企业和人员作出哪些行政处罚？

三、实训所需

1. 专业材料　药事管理相关法律法规资料。

2. 专业刊物　《中国中医药报》《健康报》《中国药物警戒》等。

3. 网络资源　公安部、国家卫生健康委员会、国家药品监督管理局和中国药物警戒等网站。

4. 硬件设备　计算机等。

四、实训要点

（一）实训安排

1. 班级分组　每小组 5～6 人，小组成员分工。

2. 案例分析　将所提供的实训案例按小组分配，小组除对提供的案例进行讨论分析外，再收集 1～2 份药品案例并进行分析。制作 PPT，内容包括案情简介和案例分析。

3. 小组汇报　召开班级讨论会，每组选派 1 名代表汇报发言。

4. 老师点评　老师对各小组进行点评。

5. 实训考核　药品典型案例分析实训考核见表 17－1。

（二）实训注意

1. 熟悉药事管理不同领域案例分析方法。

2. 充分利用专业报纸、期刊、网络等资源收集药品案例，案例内容来源真实可靠，力求案例"新"和"近"。

（三）实训流程

药品典型案例分析实训流程如图 17-1 所示。

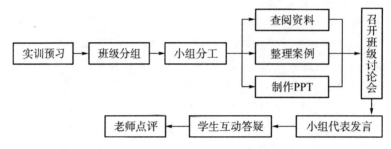

图 17-1　药品典型案例分析实训流程图

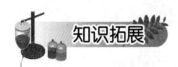

德国的互联网药品交易形式

德国的互联网药品交易形式在 2004 年初被批准认可,被批准在互联网药品交易企业必须拥有药品邮购销售许可,并有能力在顾客进行网上订购后的 48 小时内将药品寄给顾客。德国医药协会属下的药剂师协会负责监测互联网药品服务并将违法违规网站名单报告给政府部门,要求执业者必须具有药剂师资格证,并加入该协会。医疗参保者应在德国或欧盟境内注册的合法网上药店购买药品。政府要求公众在网上购买药品时必须前往医疗保险公司或消费者协会咨询网上药店的真假,认真辨别网上药店的从业资格和由政府颁发的质量认证标志。否则一旦在网上被不法分子欺骗后买到假冒、非法或质量低劣的药品,将不被医疗保险公司认可。

1. 药品案例分析的目的是什么?

2. 如何做好药品案例分析？

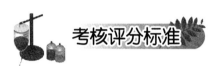

考核评分标准

表 17－1　药品典型案例分析实训考核评分表

班级：　　　　　　姓名：　　　　　　学号：　　　　　　得分：

项　目	分值	实训考核指标	得分及扣分依据
案例要求 （20 分）	5	所选案例围绕药事管理不同领域	
	5	所选案例内容不重复	
	5	药品案例力求"新"或"近"	
	5	案例来源真实可靠	
案例分析 （40 分）	10	案例内容完整，包括案情简介和案例分析	
	20	分析准确，论证充分，有依据	
	10	专业用语规范	
PPT 制作 （20 分）	10	简洁、清晰、美观，引入适当插图或视频	
	10	重点突出	
小组汇报（20 分）	10	语言准确、流畅	
	10	有案例分析总结	
总　分			

监考教师：　　　　　　　　　　　　　　考核时间：

（张琳琳）

附　录

附录一　中华人民共和国药品管理法

中华人民共和国主席令

第三十一号

《中华人民共和国药品管理法》已由中华人民共和国第十三届全国人民代表大会常务委员会第十二次会议于 2019 年 8 月 26 日修订通过,现予公布,自 2019 年 12 月 1 日起施行。

中华人民共和国主席习近平

2019 年 8 月 26 日

中华人民共和国药品管理法

（1984 年 9 月 20 日第六届全国人民代表大会常务委员会第七次会议通过,2001 年 2 月 28 日第九届全国人民代表大会常务委员会第二十次会议第一次修订,根据 2013 年 12 月 28 日第十二届全国人民代表大会常务委员会第六次会议《关于修改〈中华人民共和国海洋环境保护法〉等七部法律的决定》第一次修正,根据 2015 年 4 月 24 日第十二届全国人民代表大会常务委员会第十四次会议《关于修改〈中华人民共和国药品管理法〉的决定》第二次修正,2019 年 8 月 26 日第十三届全国人民代表大会常务委员会第十二次会议第二次修订）

目　录

第一章 总 则

第一条 为了加强药品管理,保证药品质量,保障公众用药安全和合法权益,保护和促进公众健康,制定本法。

第二条 在中华人民共和国境内从事药品研制、生产、经营、使用和监督管理活动,适用本法。

本法所称药品,是指用于预防、治疗、诊断人的疾病,有目的地调节人的生理机能并规定有适应症或者功能主治、用法和用量的物质,包括中药、化学药和生物制品等。

第三条 药品管理应当以人民健康为中心,坚持风险管理、全程管控、社会共治的原则,建立科学、严格的监督管理制度,全面提升药品质量,保障药品的安全、有效、可及。

第四条 国家发展现代药和传统药,充分发挥其在预防、医疗和保健中的作用。

国家保护野生药材资源和中药品种,鼓励培育道地中药材。

第五条 国家鼓励研究和创制新药,保护公民、法人和其他组织研究、开发新药的合法权益。

第六条 国家对药品管理实行药品上市许可持有人制度。药品上市许可持有人依法对药品研制、生产、经营、使用全过程中药品的安全性、有效性和质量可控性负责。

第七条 从事药品研制、生产、经营、使用活动,应当遵守法律、法规、规章、标准和规范,保证全过程信息真实、准确、完整和可追溯。

第八条 国务院药品监督管理部门主管全国药品监督管理工作。国务院有关部门在各自职责范围内负责与药品有关的监督管理工作。国务院药品监督管理部门配合国务院有关部门,执行国家药品行业发展规划和产业政策。

省、自治区、直辖市人民政府药品监督管理部门负责本行政区域内的药品监督管理工作。设区的市级、县级人民政府承担药品监督管理职责的部门(以下称"药品监督管理部门")负责本行政区域内的药品监督管理工作。县级以上地方人民政府有关部门在各自职责范围内负责与药品有关的监督管理工作。

第九条 县级以上地方人民政府对本行政区域内的药品监督管理工作负责,统一领导、组织、协调本行政区域内的药品监督管理工作以及药品安全突发事件应对工作,建立健全药品监督管理工作机制和信息共享机制。

第十条 县级以上人民政府应当将药品安全工作纳入本级国民经济和社会发展规划,将药品安全工作经费列入本级政府预算,加强药品监督管理能力建设,为药品安全工作提供保障。

第十一条 药品监督管理部门设置或者指定的药品专业技术机构,承担依法实施药品监督管理所需的审评、检验、核查、监测与评价等工作。

第十二条 国家建立健全药品追溯制度。国务院药品监督管理部门应当制定统一的药品追溯标准和规范,推进药品追溯信息互通互享,实现药品可追溯。

国家建立药物警戒制度,对药品不良反应及其他与用药有关的有害反应进行监测、识别、评估和控制。

第十三条 各级人民政府及其有关部门、药品行业协会等应当加强药品安全宣传教育,开展药品安全法律法规等知识的普及工作。

新闻媒体应当开展药品安全法律法规等知识的公益宣传,并对药品违法行为进行舆论监督。有关药品的宣传报道应当全面、科学、客观、公正。

第十四条 药品行业协会应当加强行业自律,建立健全行业规范,推动行业诚信体系建设,引导和督促会员依法开展药品生产经营等活动。

第十五条 县级以上人民政府及其有关部门对在药品研制、生产、经营、使用和监督管理工作中做出突出贡献的单位和个人,按照国家有关规定给予表彰、奖励。

第二章 药品研制和注册

第十六条 国家支持以临床价值为导向、对人的疾病具有明确或者特殊疗效的药物创新,鼓励具有新的治疗机理、治疗严重危及生命的疾病或者罕见病、对人体具有多靶向系统性调节干预功能等的新药研制,推动药品技术进步。

国家鼓励运用现代科学技术和传统中药研究方法开展中药科学技术研究和药物开发,建立和完善符合中药特点的技术评价体系,促进中药传承创新。

国家采取有效措施,鼓励儿童用药品的研制和创新,支持开发符合儿童生理特征的儿童用药品新品种、剂型和规格,对儿童用药品予以优先审评审批。

第十七条 从事药品研制活动,应当遵守药物非临床研究质量管理规范、药物临床试验质量管理规范,保证药品研制全过程持续符合法定要求。

药物非临床研究质量管理规范、药物临床试验质量管理规范由国务院药品监督管理部门会同国务院有关部门制定。

第十八条 开展药物非临床研究,应当符合国家有关规定,有与研究项目相适应的人员、场地、设备、仪器和管理制度,保证有关数据、资料和样品的真实性。

第十九条 开展药物临床试验,应当按照国务院药品监督管理部门的规定如实报送研制方法、质量指标、药理及毒理试验结果等有关数据、资料和样品,经国务院药品监督管理部门批准。国务院药品监督管理部门应当自受理临床试验申请之日起六十个工作日内决定是否同意并通知临床试验申办者,逾期未通知的,视为同意。其中,开展生物等效性试验的,报国务院药品监督管理部门备案。

开展药物临床试验,应当在具备相应条件的临床试验机构进行。药物临床试验机构实行备案管理,具体办法由国务院药品监督管理部门、国务院卫生健康主管部门共同制定。

第二十条　开展药物临床试验,应当符合伦理原则,制定临床试验方案,经伦理委员会审查同意。

伦理委员会应当建立伦理审查工作制度,保证伦理审查过程独立、客观、公正,监督规范开展药物临床试验,保障受试者合法权益,维护社会公共利益。

第二十一条　实施药物临床试验,应当向受试者或者其监护人如实说明和解释临床试验的目的和风险等详细情况,取得受试者或者其监护人自愿签署的知情同意书,并采取有效措施保护受试者合法权益。

第二十二条　药物临床试验期间,发现存在安全性问题或者其他风险的,临床试验申办者应当及时调整临床试验方案、暂停或者终止临床试验,并向国务院药品监督管理部门报告。必要时,国务院药品监督管理部门可以责令调整临床试验方案、暂停或者终止临床试验。

第二十三条　对正在开展临床试验的用于治疗严重危及生命且尚无有效治疗手段的疾病的药物,经医学观察可能获益,并且符合伦理原则的,经审查、知情同意后可以在开展临床试验的机构内用于其他病情相同的患者。

第二十四条　在中国境内上市的药品,应当经国务院药品监督管理部门批准,取得药品注册证书;但是,未实施审批管理的中药材和中药饮片除外。实施审批管理的中药材、中药饮片品种目录由国务院药品监督管理部门会同国务院中医药主管部门制定。

申请药品注册,应当提供真实、充分、可靠的数据、资料和样品,证明药品的安全性、有效性和质量可控性。

第二十五条　对申请注册的药品,国务院药品监督管理部门应当组织药学、医学和其他技术人员进行审评,对药品的安全性、有效性和质量可控性以及申请人的质量管理、风险防控和责任赔偿等能力进行审查;符合条件的,颁发药品注册证书。

国务院药品监督管理部门在审批药品时,对化学原料药一并审评审批,对相关辅料、直接接触药品的包装材料和容器一并审评,对药品的质量标准、生产工艺、标签和说明书一并核准。

本法所称辅料,是指生产药品和调配处方时所用的赋形剂和附加剂。

第二十六条　对治疗严重危及生命且尚无有效治疗手段的疾病以及公共卫生方面急需的药品,药物临床试验已有数据显示疗效并能预测其临床价值的,可以附条件批准,并在药品注册证书中载明相关事项。

第二十七条　国务院药品监督管理部门应当完善药品审评审批工作制度,加强能力建设,建立健全沟通交流、专家咨询等机制,优化审评审批流程,提高审评审批效率。

批准上市药品的审评结论和依据应当依法公开,接受社会监督。对审评审批中知悉的商业秘密应当保密。

第二十八条　药品应当符合国家药品标准。经国务院药品监督管理部门核准的药品质量标准高于国家药品标准的,按照经核准的药品质量标准执行;没有国家药品标准的,应当符合经

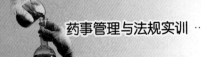

核准的药品质量标准。

国务院药品监督管理部门颁布的《中华人民共和国药典》和药品标准为国家药品标准。

国务院药品监督管理部门会同国务院卫生健康主管部门组织药典委员会,负责国家药品标准的制定和修订。

国务院药品监督管理部门设置或者指定的药品检验机构负责标定国家药品标准品、对照品。

第二十九条 列入国家药品标准的药品名称为药品通用名称。已经作为药品通用名称的,该名称不得作为药品商标使用。

第三章 药品上市许可持有人

第三十条 药品上市许可持有人是指取得药品注册证书的企业或者药品研制机构等。

药品上市许可持有人应当依照本法规定,对药品的非临床研究、临床试验、生产经营、上市后研究、不良反应监测及报告与处理等承担责任。其他从事药品研制、生产、经营、储存、运输、使用等活动的单位和个人依法承担相应责任。

药品上市许可持有人的法定代表人、主要负责人对药品质量全面负责。

第三十一条 药品上市许可持有人应当建立药品质量保证体系,配备专门人员独立负责药品质量管理。

药品上市许可持有人应当对受托药品生产企业、药品经营企业的质量管理体系进行定期审核,监督其持续具备质量保证和控制能力。

第三十二条 药品上市许可持有人可以自行生产药品,也可以委托药品生产企业生产。

药品上市许可持有人自行生产药品的,应当依照本法规定取得药品生产许可证;委托生产的,应当委托符合条件的药品生产企业。药品上市许可持有人和受托生产企业应当签订委托协议和质量协议,并严格履行协议约定的义务。

国务院药品监督管理部门制定药品委托生产质量协议指南,指导、监督药品上市许可持有人和受托生产企业履行药品质量保证义务。

血液制品、麻醉药品、精神药品、医疗用毒性药品、药品类易制毒化学品不得委托生产;但是,国务院药品监督管理部门另有规定的除外。

第三十三条 药品上市许可持有人应当建立药品上市放行规程,对药品生产企业出厂放行的药品进行审核,经质量受权人签字后方可放行。不符合国家药品标准的,不得放行。

第三十四条 药品上市许可持有人可以自行销售其取得药品注册证书的药品,也可以委托药品经营企业销售。药品上市许可持有人从事药品零售活动的,应当取得药品经营许可证。

药品上市许可持有人自行销售药品的,应当具备本法第五十二条规定的条件;委托销售的,应当委托符合条件的药品经营企业。药品上市许可持有人和受托经营企业应当签订委托协议,并严格履行协议约定的义务。

第三十五条 药品上市许可持有人、药品生产企业、药品经营企业委托储存、运输药品的,应当对受托方的质量保证能力和风险管理能力进行评估,与其签订委托协议,约定药品质量责任、操作规程等内容,并对受托方进行监督。

第三十六条　药品上市许可持有人、药品生产企业、药品经营企业和医疗机构应当建立并实施药品追溯制度,按照规定提供追溯信息,保证药品可追溯。

第三十七条　药品上市许可持有人应当建立年度报告制度,每年将药品生产销售、上市后研究、风险管理等情况按照规定向省、自治区、直辖市人民政府药品监督管理部门报告。

第三十八条　药品上市许可持有人为境外企业的,应当由其指定的在中国境内的企业法人履行药品上市许可持有人义务,与药品上市许可持有人承担连带责任。

第三十九条　中药饮片生产企业履行药品上市许可持有人的相关义务,对中药饮片生产、销售实行全过程管理,建立中药饮片追溯体系,保证中药饮片安全、有效、可追溯。

第四十条　经国务院药品监督管理部门批准,药品上市许可持有人可以转让药品上市许可。受让方应当具备保障药品安全性、有效性和质量可控性的质量管理、风险防控和责任赔偿等能力,履行药品上市许可持有人义务。

第四章　药品生产

第四十一条　从事药品生产活动,应当经所在地省、自治区、直辖市人民政府药品监督管理部门批准,取得药品生产许可证。无药品生产许可证的,不得生产药品。

药品生产许可证应当标明有效期和生产范围,到期重新审查发证。

第四十二条　从事药品生产活动,应当具备以下条件:

(一)有依法经过资格认定的药学技术人员、工程技术人员及相应的技术工人;

(二)有与药品生产相适应的厂房、设施和卫生环境;

(三)有能对所生产药品进行质量管理和质量检验的机构、人员及必要的仪器设备;

(四)有保证药品质量的规章制度,并符合国务院药品监督管理部门依据本法制定的药品生产质量管理规范要求。

第四十三条　从事药品生产活动,应当遵守药品生产质量管理规范,建立健全药品生产质量管理体系,保证药品生产全过程持续符合法定要求。

药品生产企业的法定代表人、主要负责人对本企业的药品生产活动全面负责。

第四十四条　药品应当按照国家药品标准和经药品监督管理部门核准的生产工艺进行生产。生产、检验记录应当完整准确,不得编造。

中药饮片应当按照国家药品标准炮制;国家药品标准没有规定的,应当按照省、自治区、直辖市人民政府药品监督管理部门制定的炮制规范炮制。省、自治区、直辖市人民政府药品监督管理部门制定的炮制规范应当报国务院药品监督管理部门备案。不符合国家药品标准或者不按照省、自治区、直辖市人民政府药品监督管理部门制定的炮制规范炮制的,不得出厂、销售。

第四十五条　生产药品所需的原料、辅料,应当符合药用要求、药品生产质量管理规范的有关要求。

生产药品,应当按照规定对供应原料、辅料等的供应商进行审核,保证购进、使用的原料、辅料等符合前款规定要求。

第四十六条 直接接触药品的包装材料和容器,应当符合药用要求,符合保障人体健康、安全的标准。

对不合格的直接接触药品的包装材料和容器,由药品监督管理部门责令停止使用。

第四十七条 药品生产企业应当对药品进行质量检验。不符合国家药品标准的,不得出厂。

药品生产企业应当建立药品出厂放行规程,明确出厂放行的标准、条件。符合标准、条件的,经质量受权人签字后方可放行。

第四十八条 药品包装应当适合药品质量的要求,方便储存、运输和医疗使用。

发运中药材应当有包装。在每件包装上,应当注明品名、产地、日期、供货单位,并附有质量合格的标志。

第四十九条 药品包装应当按照规定印有或者贴有标签并附有说明书。

标签或者说明书应当注明药品的通用名称、成分、规格、上市许可持有人及其地址、生产企业及其地址、批准文号、产品批号、生产日期、有效期、适应症或者功能主治、用法、用量、禁忌、不良反应和注意事项。标签、说明书中的文字应当清晰,生产日期、有效期等事项应当显著标注,容易辨识。

麻醉药品、精神药品、医疗用毒性药品、放射性药品、外用药品和非处方药的标签、说明书,应当印有规定的标志。

第五十条 药品上市许可持有人、药品生产企业、药品经营企业和医疗机构中直接接触药品的工作人员,应当每年进行健康检查。患有传染病或者其他可能污染药品的疾病的,不得从事直接接触药品的工作。

第五章 药品经营

第五十一条 从事药品批发活动,应当经所在地省、自治区、直辖市人民政府药品监督管理部门批准,取得药品经营许可证。从事药品零售活动,应当经所在地县级以上地方人民政府药品监督管理部门批准,取得药品经营许可证。无药品经营许可证的,不得经营药品。

药品经营许可证应当标明有效期和经营范围,到期重新审查发证。

药品监督管理部门实施药品经营许可,除依据本法第五十二条规定的条件外,还应当遵循方便群众购药的原则。

第五十二条 从事药品经营活动应当具备以下条件:

(一) 有依法经过资格认定的药师或者其他药学技术人员;

(二) 有与所经营药品相适应的营业场所、设备、仓储设施和卫生环境;

(三) 有与所经营药品相适应的质量管理机构或者人员;

(四) 有保证药品质量的规章制度,并符合国务院药品监督管理部门依据本法制定的药品经营质量管理规范要求。

第五十三条 从事药品经营活动,应当遵守药品经营质量管理规范,建立健全药品经营质量管理体系,保证药品经营全过程持续符合法定要求。

国家鼓励、引导药品零售连锁经营。从事药品零售连锁经营活动的企业总部,应当建立统一的质量管理制度,对所属零售企业的经营活动履行管理责任。

药品经营企业的法定代表人、主要负责人对本企业的药品经营活动全面负责。

第五十四条 国家对药品实行处方药与非处方药分类管理制度。具体办法由国务院药品监督管理部门会同国务院卫生健康主管部门制定。

第五十五条 药品上市许可持有人、药品生产企业、药品经营企业和医疗机构应当从药品上市许可持有人或者具有药品生产、经营资格的企业购进药品;但是,购进未实施审批管理的中药材除外。

第五十六条 药品经营企业购进药品,应当建立并执行进货检查验收制度,验明药品合格证明和其他标识;不符合规定要求的,不得购进和销售。

第五十七条 药品经营企业购销药品,应当有真实、完整的购销记录。购销记录应当注明药品的通用名称、剂型、规格、产品批号、有效期、上市许可持有人、生产企业、购销单位、购销数量、购销价格、购销日期及国务院药品监督管理部门规定的其他内容。

第五十八条 药品经营企业零售药品应当准确无误,并正确说明用法、用量和注意事项;调配处方应当经过核对,对处方所列药品不得擅自更改或者代用。对有配伍禁忌或者超剂量的处方,应当拒绝调配;必要时,经处方医师更正或者重新签字,方可调配。

药品经营企业销售中药材,应当标明产地。

依法经过资格认定的药师或者其他药学技术人员负责本企业的药品管理、处方审核和调配、合理用药指导等工作。

第五十九条 药品经营企业应当制定和执行药品保管制度,采取必要的冷藏、防冻、防潮、防虫、防鼠等措施,保证药品质量。

药品入库和出库应当执行检查制度。

第六十条 城乡集市贸易市场可以出售中药材,国务院另有规定的除外。

第六十一条 药品上市许可持有人、药品经营企业通过网络销售药品,应当遵守本法药品经营的有关规定。具体管理办法由国务院药品监督管理部门会同国务院卫生健康主管部门等部门制定。

疫苗、血液制品、麻醉药品、精神药品、医疗用毒性药品、放射性药品、药品类易制毒化学品等国家实行特殊管理的药品不得在网络上销售。

第六十二条 药品网络交易第三方平台提供者应当按照国务院药品监督管理部门的规定,向所在地省、自治区、直辖市人民政府药品监督管理部门备案。

第三方平台提供者应当依法对申请进入平台经营的药品上市许可持有人、药品经营企业的资质等进行审核,保证其符合法定要求,并对发生在平台的药品经营行为进行管理。

第三方平台提供者发现进入平台经营的药品上市许可持有人、药品经营企业有违反本法规定行为的,应当及时制止并立即报告所在地县级人民政府药品监督管理部门;发现严重违法行为的,应当立即停止提供网络交易平台服务。

第六十三条 新发现和从境外引种的药材,经国务院药品监督管理部门批准后,方可销售。

第六十四条 药品应当从允许药品进口的口岸进口,并由进口药品的企业向口岸所在地药品监督管理部门备案。海关凭药品监督管理部门出具的进口药品通关单办理通关手续。无进口药品通关单的,海关不得放行。

口岸所在地药品监督管理部门应当通知药品检验机构按照国务院药品监督管理部门的规定对进口药品进行抽查检验。

允许药品进口的口岸由国务院药品监督管理部门会同海关总署提出,报国务院批准。

第六十五条 医疗机构因临床急需进口少量药品的,经国务院药品监督管理部门或者国务院授权的省、自治区、直辖市人民政府批准,可以进口。进口的药品应当在指定医疗机构内用于特定医疗目的。

个人自用携带入境少量药品,按照国家有关规定办理。

第六十六条 进口、出口麻醉药品和国家规定范围内的精神药品,应当持有国务院药品监督管理部门颁发的进口准许证、出口准许证。

第六十七条 禁止进口疗效不确切、不良反应大或者因其他原因危害人体健康的药品。

第六十八条 国务院药品监督管理部门对下列药品在销售前或者进口时,应当指定药品检验机构进行检验;未经检验或者检验不合格的,不得销售或者进口:

(一)首次在中国境内销售的药品;

(二)国务院药品监督管理部门规定的生物制品;

(三)国务院规定的其他药品。

第六章 医疗机构药事管理

第六十九条 医疗机构应当配备依法经过资格认定的药师或者其他药学技术人员,负责本单位的药品管理、处方审核和调配、合理用药指导等工作。非药学技术人员不得直接从事药剂技术工作。

第七十条 医疗机构购进药品,应当建立并执行进货检查验收制度,验明药品合格证明和其他标识;不符合规定要求的,不得购进和使用。

第七十一条 医疗机构应当有与所使用药品相适应的场所、设备、仓储设施和卫生环境,制定和执行药品保管制度,采取必要的冷藏、防冻、防潮、防虫、防鼠等措施,保证药品质量。

第七十二条 医疗机构应当坚持安全有效、经济合理的用药原则,遵循药品临床应用指导原则、临床诊疗指南和药品说明书等合理用药,对医师处方、用药医嘱的适宜性进行审核。

医疗机构以外的其他药品使用单位,应当遵守本法有关医疗机构使用药品的规定。

第七十三条 依法经过资格认定的药师或者其他药学技术人员调配处方,应当进行核对,对处方所列药品不得擅自更改或者代用。对有配伍禁忌或者超剂量的处方,应当拒绝调配;必要时,经处方医师更正或者重新签字,方可调配。

第七十四条　医疗机构配制制剂,应当经所在地省、自治区、直辖市人民政府药品监督管理部门批准,取得医疗机构制剂许可证。无医疗机构制剂许可证的,不得配制制剂。

医疗机构制剂许可证应当标明有效期,到期重新审查发证。

第七十五条　医疗机构配制制剂,应当有能够保证制剂质量的设施、管理制度、检验仪器和卫生环境。

医疗机构配制制剂,应当按照经核准的工艺进行,所需的原料、辅料和包装材料等应当符合药用要求。

第七十六条　医疗机构配制的制剂,应当是本单位临床需要而市场上没有供应的品种,并应当经所在地省、自治区、直辖市人民政府药品监督管理部门批准;但是,法律对配制中药制剂另有规定的除外。

医疗机构配制的制剂应当按照规定进行质量检验;合格的,凭医师处方在本单位使用。经国务院药品监督管理部门或者省、自治区、直辖市人民政府药品监督管理部门批准,医疗机构配制的制剂可以在指定的医疗机构之间调剂使用。

医疗机构配制的制剂不得在市场上销售。

第七章　药品上市后管理

第七十七条　药品上市许可持有人应当制定药品上市后风险管理计划,主动开展药品上市后研究,对药品的安全性、有效性和质量可控性进行进一步确证,加强对已上市药品的持续管理。

第七十八条　对附条件批准的药品,药品上市许可持有人应当采取相应风险管理措施,并在规定期限内按照要求完成相关研究;逾期未按照要求完成研究或者不能证明其获益大于风险的,国务院药品监督管理部门应当依法处理,直至注销药品注册证书。

第七十九条　对药品生产过程中的变更,按照其对药品安全性、有效性和质量可控性的风险和产生影响的程度,实行分类管理。属于重大变更的,应当经国务院药品监督管理部门批准,其他变更应当按照国务院药品监督管理部门的规定备案或者报告。

药品上市许可持有人应当按照国务院药品监督管理部门的规定,全面评估、验证变更事项对药品安全性、有效性和质量可控性的影响。

第八十条　药品上市许可持有人应当开展药品上市后不良反应监测,主动收集、跟踪分析疑似药品不良反应信息,对已识别风险的药品及时采取风险控制措施。

第八十一条　药品上市许可持有人、药品生产企业、药品经营企业和医疗机构应当经常考察本单位所生产、经营、使用的药品质量、疗效和不良反应。发现疑似不良反应的,应当及时向药品监督管理部门和卫生健康主管部门报告。具体办法由国务院药品监督管理部门会同国务院卫生健康主管部门制定。

对已确认发生严重不良反应的药品,由国务院药品监督管理部门或者省、自治区、直辖市人民政府药品监督管理部门根据实际情况采取停止生产、销售、使用等紧急控制措施,并应当在五日内组织鉴定,自鉴定结论作出之日起十五日内依法作出行政处理决定。

第八十二条 药品存在质量问题或者其他安全隐患的,药品上市许可持有人应当立即停止销售,告知相关药品经营企业和医疗机构停止销售和使用,召回已销售的药品,及时公开召回信息,必要时应当立即停止生产,并将药品召回和处理情况向省、自治区、直辖市人民政府药品监督管理部门和卫生健康主管部门报告。药品生产企业、药品经营企业和医疗机构应当配合。

药品上市许可持有人依法应当召回药品而未召回的,省、自治区、直辖市人民政府药品监督管理部门应当责令其召回。

第八十三条 药品上市许可持有人应当对已上市药品的安全性、有效性和质量可控性定期开展上市后评价。必要时,国务院药品监督管理部门可以责令药品上市许可持有人开展上市后评价或者直接组织开展上市后评价。

经评价,对疗效不确切、不良反应大或者因其他原因危害人体健康的药品,应当注销药品注册证书。

已被注销药品注册证书的药品,不得生产或者进口、销售和使用。

已被注销药品注册证书、超过有效期等的药品,应当由药品监督管理部门监督销毁或者依法采取其他无害化处理等措施。

第八章 药品价格和广告

第八十四条 国家完善药品采购管理制度,对药品价格进行监测,开展成本价格调查,加强药品价格监督检查,依法查处价格垄断、哄抬价格等药品价格违法行为,维护药品价格秩序。

第八十五条 依法实行市场调节价的药品,药品上市许可持有人、药品生产企业、药品经营企业和医疗机构应当按照公平、合理和诚实信用、质价相符的原则制定价格,为用药者提供价格合理的药品。

药品上市许可持有人、药品生产企业、药品经营企业和医疗机构应当遵守国务院药品价格主管部门关于药品价格管理的规定,制定和标明药品零售价格,禁止暴利、价格垄断和价格欺诈等行为。

第八十六条 药品上市许可持有人、药品生产企业、药品经营企业和医疗机构应当依法向药品价格主管部门提供其药品的实际购销价格和购销数量等资料。

第八十七条 医疗机构应当向患者提供所用药品的价格清单,按照规定如实公布其常用药品的价格,加强合理用药管理。具体办法由国务院卫生健康主管部门制定。

第八十八条 禁止药品上市许可持有人、药品生产企业、药品经营企业和医疗机构在药品购销中给予、收受回扣或者其他不正当利益。

禁止药品上市许可持有人、药品生产企业、药品经营企业或者代理人以任何名义给予使用其药品的医疗机构的负责人、药品采购人员、医师、药师等有关人员财物或者其他不正当利益。

禁止医疗机构的负责人、药品采购人员、医师、药师等有关人员以任何名义收受药品上市许可持有人、药品生产企业、药品经营企业或者代理人给予的财物或者其他不正当利益。

第八十九条 药品广告应当经广告主所在地省、自治区、直辖市人民政府确定的广告审查机关批准；未经批准的，不得发布。

第九十条 药品广告的内容应当真实、合法，以国务院药品监督管理部门核准的药品说明书为准，不得含有虚假的内容。

药品广告不得含有表示功效、安全性的断言或者保证；不得利用国家机关、科研单位、学术机构、行业协会或者专家、学者、医师、药师、患者等的名义或者形象作推荐、证明。

非药品广告不得有涉及药品的宣传。

第九十一条 药品价格和广告，本法未作规定的，适用《中华人民共和国价格法》《中华人民共和国反垄断法》《中华人民共和国反不正当竞争法》《中华人民共和国广告法》等的规定。

第九章 药品储备和供应

第九十二条 国家实行药品储备制度，建立中央和地方两级药品储备。

发生重大灾情、疫情或者其他突发事件时，依照《中华人民共和国突发事件应对法》的规定，可以紧急调用药品。

第九十三条 国家实行基本药物制度，遴选适当数量的基本药物品种，加强组织生产和储备，提高基本药物的供给能力，满足疾病防治基本用药需求。

第九十四条 国家建立药品供求监测体系，及时收集和汇总分析短缺药品供求信息，对短缺药品实行预警，采取应对措施。

第九十五条 国家实行短缺药品清单管理制度。具体办法由国务院卫生健康主管部门会同国务院药品监督管理部门等部门制定。

药品上市许可持有人停止生产短缺药品的，应当按照规定向国务院药品监督管理部门或者省、自治区、直辖市人民政府药品监督管理部门报告。

第九十六条 国家鼓励短缺药品的研制和生产，对临床急需的短缺药品、防治重大传染病和罕见病等疾病的新药予以优先审评审批。

第九十七条 对短缺药品，国务院可以限制或者禁止出口。必要时，国务院有关部门可以采取组织生产、价格干预和扩大进口等措施，保障药品供应。

药品上市许可持有人、药品生产企业、药品经营企业应当按照规定保障药品的生产和供应。

第十章 监督管理

第九十八条 禁止生产（包括配制，下同）、销售、使用假药、劣药。

有下列情形之一的，为假药：

（一）药品所含成分与国家药品标准规定的成分不符；

（二）以非药品冒充药品或者以他种药品冒充此种药品；

（三）变质的药品；

（四）药品所标明的适应症或者功能主治超出规定范围。

有下列情形之一的，为劣药：

（一）药品成分的含量不符合国家药品标准；

（二）被污染的药品；

（三）未标明或者更改有效期的药品；

（四）未注明或者更改产品批号的药品；

（五）超过有效期的药品；

（六）擅自添加防腐剂、辅料的药品；

（七）其他不符合药品标准的药品。

禁止未取得药品批准证明文件生产、进口药品；禁止使用未按照规定审评、审批的原料药、包装材料和容器生产药品。

第九十九条 药品监督管理部门应当依照法律、法规的规定对药品研制、生产、经营和药品使用单位使用药品等活动进行监督检查，必要时可以对为药品研制、生产、经营、使用提供产品或者服务的单位和个人进行延伸检查，有关单位和个人应当予以配合，不得拒绝和隐瞒。

药品监督管理部门应当对高风险的药品实施重点监督检查。

对有证据证明可能存在安全隐患的，药品监督管理部门根据监督检查情况，应当采取告诫、约谈、限期整改以及暂停生产、销售、使用、进口等措施，并及时公布检查处理结果。

药品监督管理部门进行监督检查时，应当出示证明文件，对监督检查中知悉的商业秘密应当保密。

第一百条 药品监督管理部门根据监督管理的需要，可以对药品质量进行抽查检验。抽查检验应当按照规定抽样，并不得收取任何费用；抽样应当购买样品。所需费用按照国务院规定列支。

对有证据证明可能危害人体健康的药品及其有关材料，药品监督管理部门可以查封、扣押，并在七日内作出行政处理决定；药品需要检验的，应当自检验报告书发出之日起十五日内作出行政处理决定。

第一百零一条 国务院和省、自治区、直辖市人民政府的药品监督管理部门应当定期公告药品质量抽查检验结果；公告不当的，应当在原公告范围内予以更正。

第一百零二条 当事人对药品检验结果有异议的，可以自收到药品检验结果之日起七日内向原药品检验机构或者上一级药品监督管理部门设置或者指定的药品检验机构申请复验，也可以直接向国务院药品监督管理部门设置或者指定的药品检验机构申请复验。受理复验的药品检验机构应当在国务院药品监督管理部门规定的时间内作出复验结论。

第一百零三条 药品监督管理部门应当对药品上市许可持有人、药品生产企业、药品经营企业和药物非临床安全性评价研究机构、药物临床试验机构等遵守药品生产质量管理规范、药品经营质量管理规范、药物非临床研究质量管理规范、药物临床试验质量管理规范等情况进行检查,监督其持续符合法定要求。

第一百零四条 国家建立职业化、专业化药品检查员队伍。检查员应当熟悉药品法律法规,具备药品专业知识。

第一百零五条 药品监督管理部门建立药品上市许可持有人、药品生产企业、药品经营企业、药物非临床安全性评价研究机构、药物临床试验机构和医疗机构药品安全信用档案,记录许可颁发、日常监督检查结果、违法行为查处等情况,依法向社会公布并及时更新;对有不良信用记录的,增加监督检查频次,并可以按照国家规定实施联合惩戒。

第一百零六条 药品监督管理部门应当公布本部门的电子邮件地址、电话,接受咨询、投诉、举报,并依法及时答复、核实、处理。对查证属实的举报,按照有关规定给予举报人奖励。

药品监督管理部门应当对举报人的信息予以保密,保护举报人的合法权益。举报人举报所在单位的,该单位不得以解除、变更劳动合同或者其他方式对举报人进行打击报复。

第一百零七条 国家实行药品安全信息统一公布制度。国家药品安全总体情况、药品安全风险警示信息、重大药品安全事件及其调查处理信息和国务院确定需要统一公布的其他信息由国务院药品监督管理部门统一公布。药品安全风险警示信息和重大药品安全事件及其调查处理信息的影响限于特定区域的,也可以由有关省、自治区、直辖市人民政府药品监督管理部门公布。未经授权不得发布上述信息。

公布药品安全信息,应当及时、准确、全面,并进行必要的说明,避免误导。

任何单位和个人不得编造、散布虚假药品安全信息。

第一百零八条 县级以上人民政府应当制定药品安全事件应急预案。药品上市许可持有人、药品生产企业、药品经营企业和医疗机构等应当制定本单位的药品安全事件处置方案,并组织开展培训和应急演练。

发生药品安全事件,县级以上人民政府应当按照应急预案立即组织开展应对工作;有关单位应当立即采取有效措施进行处置,防止危害扩大。

第一百零九条 药品监督管理部门未及时发现药品安全系统性风险,未及时消除监督管理区域内药品安全隐患的,本级人民政府或者上级人民政府药品监督管理部门应当对其主要负责人进行约谈。

地方人民政府未履行药品安全职责,未及时消除区域性重大药品安全隐患的,上级人民政府或者上级人民政府药品监督管理部门应当对其主要负责人进行约谈。

被约谈的部门和地方人民政府应当立即采取措施,对药品监督管理工作进行整改。

约谈情况和整改情况应当纳入有关部门和地方人民政府药品监督管理工作评议、考核记录。

第一百一十条 地方人民政府及其药品监督管理部门不得以要求实施药品检验、审批等手段限制或者排斥非本地区药品上市许可持有人、药品生产企业生产的药品进入本地区。

第一百一十一条 药品监督管理部门及其设置或者指定的药品专业技术机构不得参与药品生产经营活动,不得以其名义推荐或者监制、监销药品。

药品监督管理部门及其设置或者指定的药品专业技术机构的工作人员不得参与药品生产经营活动。

第一百一十二条 国务院对麻醉药品、精神药品、医疗用毒性药品、放射性药品、药品类易制毒化学品等有其他特殊管理规定的,依照其规定。

第一百一十三条 药品监督管理部门发现药品违法行为涉嫌犯罪的,应当及时将案件移送公安机关。

对依法不需要追究刑事责任或者免予刑事处罚,但应当追究行政责任的,公安机关、人民检察院、人民法院应当及时将案件移送药品监督管理部门。

公安机关、人民检察院、人民法院商请药品监督管理部门、生态环境主管部门等部门提供检验结论、认定意见以及对涉案药品进行无害化处理等协助的,有关部门应当及时提供,予以协助。

第十一章 法律责任

第一百一十四条 违反本法规定,构成犯罪的,依法追究刑事责任。

第一百一十五条 未取得药品生产许可证、药品经营许可证或者医疗机构制剂许可证生产、销售药品的,责令关闭,没收违法生产、销售的药品和违法所得,并处违法生产、销售的药品(包括已售出和未售出的药品,下同)货值金额十五倍以上三十倍以下的罚款;货值金额不足十万元的,按十万元计算。

第一百一十六条 生产、销售假药的,没收违法生产、销售的药品和违法所得,责令停产停业整顿,吊销药品批准证明文件,并处违法生产、销售的药品货值金额十五倍以上三十倍以下的罚款;货值金额不足十万元的,按十万元计算;情节严重的,吊销药品生产许可证、药品经营许可证或者医疗机构制剂许可证,十年内不受理其相应申请;药品上市许可持有人为境外企业的,十年内禁止其药品进口。

第一百一十七条 生产、销售劣药的,没收违法生产、销售的药品和违法所得,并处违法生产、销售的药品货值金额十倍以上二十倍以下的罚款;违法生产、批发的药品货值金额不足十万元的,按十万元计算,违法零售的药品货值金额不足一万元的,按一万元计算;情节严重的,责令停产停业整顿直至吊销药品批准证明文件、药品生产许可证、药品经营许可证或者医疗机构制剂许可证。

生产、销售的中药饮片不符合药品标准,尚不影响安全性、有效性的,责令限期改正,给予警告;可以处十万元以上五十万元以下的罚款。

第一百一十八条 生产、销售假药,或者生产、销售劣药且情节严重的,对法定代表人、主要负责人、直接负责的主管人员和其他责任人员,没收违法行为发生期间自本单位所获收入,并处所获收入百分之三十以上三倍以下的罚款,终身禁止从事药品生产经营活动,并可以由公安机关处五日以上十五日以下的拘留。

对生产者专门用于生产假药、劣药的原料、辅料、包装材料、生产设备予以没收。

第一百一十九条　药品使用单位使用假药、劣药的,按照销售假药、零售劣药的规定处罚;情节严重的,法定代表人、主要负责人、直接负责的主管人员和其他责任人员有医疗卫生人员执业证书的,还应当吊销执业证书。

第一百二十条　知道或者应当知道属于假药、劣药或者本法第一百二十四条第一款第一项至第五项规定的药品,而为其提供储存、运输等便利条件的,没收全部储存、运输收入,并处违法收入一倍以上五倍以下的罚款;情节严重的,并处违法收入五倍以上十五倍以下的罚款;违法收入不足五万元的,按五万元计算。

第一百二十一条　对假药、劣药的处罚决定,应当依法载明药品检验机构的质量检验结论。

第一百二十二条　伪造、变造、出租、出借、非法买卖许可证或者药品批准证明文件的,没收违法所得,并处违法所得一倍以上五倍以下的罚款;情节严重的,并处违法所得五倍以上十五倍以下的罚款;吊销药品生产许可证、药品经营许可证、医疗机构制剂许可证或者药品批准证明文件,对法定代表人、主要负责人、直接负责的主管人员和其他责任人员,处二万元以上二十万元以下的罚款,十年内禁止从事药品生产经营活动,并可以由公安机关处五日以上十五日以下的拘留;违法所得不足十万元的,按十万元计算。

第一百二十三条　提供虚假的证明、数据、资料、样品或者采取其他手段骗取临床试验许可、药品生产许可、药品经营许可、医疗机构制剂许可或者药品注册等许可的,撤销相关许可,十年内不受理其相应申请,并处五十万元以上五百万元以下的罚款;情节严重的,对法定代表人、主要负责人、直接负责的主管人员和其他责任人员,处二万元以上二十万元以下的罚款,十年内禁止从事药品生产经营活动,并可以由公安机关处五日以上十五日以下的拘留。

第一百二十四条　违反本法规定,有下列行为之一的,没收违法生产、进口、销售的药品和违法所得以及专门用于违法生产的原料、辅料、包装材料和生产设备,责令停产停业整顿,并处违法生产、进口、销售的药品货值金额十五倍以上三十倍以下的罚款;货值金额不足十万元的,按十万元计算;情节严重的,吊销药品批准证明文件直至吊销药品生产许可证、药品经营许可证或者医疗机构制剂许可证,对法定代表人、主要负责人、直接负责的主管人员和其他责任人员,没收违法行为发生期间自本单位所获收入,并处所获收入百分之三十以上三倍以下的罚款,十年直至终身禁止从事药品生产经营活动,并可以由公安机关处五日以上十五日以下的拘留:

（一）未取得药品批准证明文件生产、进口药品;

（二）使用采取欺骗手段取得的药品批准证明文件生产、进口药品;

（三）使用未经审评审批的原料药生产药品;

（四）应当检验而未经检验即销售药品;

（五）生产、销售国务院药品监督管理部门禁止使用的药品;

（六）编造生产、检验记录;

（七）未经批准在药品生产过程中进行重大变更。

销售前款第一项至第三项规定的药品,或者药品使用单位使用前款第一项至第五项规定的药品的,依照前款规定处罚;情节严重的,药品使用单位的法定代表人、主要负责人、直接负责的

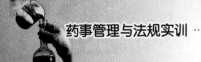

主管人员和其他责任人员有医疗卫生人员执业证书的,还应当吊销执业证书。

未经批准进口少量境外已合法上市的药品,情节较轻的,可以依法减轻或者免予处罚。

第一百二十五条　违反本法规定,有下列行为之一的,没收违法生产、销售的药品和违法所得以及包装材料、容器,责令停产停业整顿,并处五十万元以上五百万元以下的罚款;情节严重的,吊销药品批准证明文件、药品生产许可证、药品经营许可证,对法定代表人、主要负责人、直接负责的主管人员和其他责任人员处二万元以上二十万元以下的罚款,十年直至终身禁止从事药品生产经营活动:

(一)未经批准开展药物临床试验;

(二)使用未经审评的直接接触药品的包装材料或者容器生产药品,或者销售该类药品;

(三)使用未经核准的标签、说明书。

第一百二十六条　除本法另有规定的情形外,药品上市许可持有人、药品生产企业、药品经营企业、药物非临床安全性评价研究机构、药物临床试验机构等未遵守药品生产质量管理规范、药品经营质量管理规范、药物非临床研究质量管理规范、药物临床试验质量管理规范等的,责令限期改正,给予警告;逾期不改正的,处十万元以上五十万元以下的罚款;情节严重的,处五十万元以上二百万元以下的罚款,责令停产停业整顿直至吊销药品批准证明文件、药品生产许可证、药品经营许可证等,药物非临床安全性评价研究机构、药物临床试验机构等五年内不得开展药物非临床安全性评价研究、药物临床试验,对法定代表人、主要负责人、直接负责的主管人员和其他责任人员,没收违法行为发生期间自本单位所获收入,并处所获收入百分之十以上百分之五十以下的罚款,十年直至终身禁止从事药品生产经营等活动。

第一百二十七条　违反本法规定,有下列行为之一的,责令限期改正,给予警告;逾期不改正的,处十万元以上五十万元以下的罚款:

(一)开展生物等效性试验未备案;

(二)药物临床试验期间,发现存在安全性问题或者其他风险,临床试验申办者未及时调整临床试验方案、暂停或者终止临床试验,或者未向国务院药品监督管理部门报告;

(三)未按照规定建立并实施药品追溯制度;

(四)未按照规定提交年度报告;

(五)未按照规定对药品生产过程中的变更进行备案或者报告;

(六)未制定药品上市后风险管理计划;

(七)未按照规定开展药品上市后研究或者上市后评价。

第一百二十八条　除依法应当按照假药、劣药处罚的外,药品包装未按照规定印有、贴有标签或者附有说明书,标签、说明书未按照规定注明相关信息或者印有规定标志的,责令改正,给予警告;情节严重的,吊销药品注册证书。

第一百二十九条　违反本法规定,药品上市许可持有人、药品生产企业、药品经营企业或者医疗机构未从药品上市许可持有人或者具有药品生产、经营资格的企业购进药品的,责令改正,没收违法购进的药品和违法所得,并处违法购进药品货值金额二倍以上十倍以下的罚款;情节严重的,并处货值金额十倍以上三十倍以下的罚款,吊销药品批准证明文件、药品生产许可证、药品经营许可证或者医疗机构执业许可证;货值金额不足五万元的,按五万元计算。

第一百三十条 违反本法规定,药品经营企业购销药品未按照规定进行记录,零售药品未正确说明用法、用量等事项,或者未按照规定调配处方的,责令改正,给予警告;情节严重的,吊销药品经营许可证。

第一百三十一条 违反本法规定,药品网络交易第三方平台提供者未履行资质审核、报告、停止提供网络交易平台服务等义务的,责令改正,没收违法所得,并处二十万元以上二百万元以下的罚款;情节严重的,责令停业整顿,并处二百万元以上五百万元以下的罚款。

第一百三十二条 进口已获得药品注册证书的药品,未按照规定向允许药品进口的口岸所在地药品监督管理部门备案的,责令限期改正,给予警告;逾期不改正的,吊销药品注册证书。

第一百三十三条 违反本法规定,医疗机构将其配制的制剂在市场上销售的,责令改正,没收违法销售的制剂和违法所得,并处违法销售制剂货值金额二倍以上五倍以下的罚款;情节严重的,并处货值金额五倍以上十五倍以下的罚款;货值金额不足五万元的,按五万元计算。

第一百三十四条 药品上市许可持有人未按照规定开展药品不良反应监测或者报告疑似药品不良反应的,责令限期改正,给予警告;逾期不改正的,责令停产停业整顿,并处十万元以上一百万元以下的罚款。

药品经营企业未按照规定报告疑似药品不良反应的,责令限期改正,给予警告;逾期不改正的,责令停产停业整顿,并处五万元以上五十万元以下的罚款。

医疗机构未按照规定报告疑似药品不良反应的,责令限期改正,给予警告;逾期不改正的,处五万元以上五十万元以下的罚款。

第一百三十五条 药品上市许可持有人在省、自治区、直辖市人民政府药品监督管理部门责令其召回后,拒不召回的,处应召回药品货值金额五倍以上十倍以下的罚款;货值金额不足十万元的,按十万元计算;情节严重的,吊销药品批准证明文件、药品生产许可证、药品经营许可证,对法定代表人、主要负责人、直接负责的主管人员和其他责任人员,处二万元以上二十万元以下的罚款。药品生产企业、药品经营企业、医疗机构拒不配合召回的,处十万元以上五十万元以下的罚款。

第一百三十六条 药品上市许可持有人为境外企业的,其指定的在中国境内的企业法人未依照本法规定履行相关义务的,适用本法有关药品上市许可持有人法律责任的规定。

第一百三十七条 有下列行为之一的,在本法规定的处罚幅度内从重处罚:

(一)以麻醉药品、精神药品、医疗用毒性药品、放射性药品、药品类易制毒化学品冒充其他药品,或者以其他药品冒充上述药品;

(二)生产、销售以孕产妇、儿童为主要使用对象的假药、劣药;

(三)生产、销售的生物制品属于假药、劣药;

(四)生产、销售假药、劣药,造成人身伤害后果;

(五)生产、销售假药、劣药,经处理后再犯;

（六）拒绝、逃避监督检查，伪造、销毁、隐匿有关证据材料，或者擅自动用查封、扣押物品。

第一百三十八条 药品检验机构出具虚假检验报告的，责令改正，给予警告，对单位并处二十万元以上一百万元以下的罚款；对直接负责的主管人员和其他直接责任人员依法给予降级、撤职、开除处分，没收违法所得，并处五万元以下的罚款；情节严重的，撤销其检验资格。药品检验机构出具的检验结果不实，造成损失的，应当承担相应的赔偿责任。

第一百三十九条 本法第一百一十五条至第一百三十八条规定的行政处罚，由县级以上人民政府药品监督管理部门按照职责分工决定；撤销许可、吊销许可证件的，由原批准、发证的部门决定。

第一百四十条 药品上市许可持有人、药品生产企业、药品经营企业或者医疗机构违反本法规定聘用人员的，由药品监督管理部门或者卫生健康主管部门责令解聘，处五万元以上二十万元以下的罚款。

第一百四十一条 药品上市许可持有人、药品生产企业、药品经营企业或者医疗机构在药品购销中给予、收受回扣或者其他不正当利益的，药品上市许可持有人、药品生产企业、药品经营企业或者代理人给予使用其药品的医疗机构的负责人、药品采购人员、医师、药师等有关人员财物或者其他不正当利益的，由市场监督管理部门没收违法所得，并处三十万元以上三百万元以下的罚款；情节严重的，吊销药品上市许可持有人、药品生产企业、药品经营企业营业执照，并由药品监督管理部门吊销药品批准证明文件、药品生产许可证、药品经营许可证。

药品上市许可持有人、药品生产企业、药品经营企业在药品研制、生产、经营中向国家工作人员行贿的，对法定代表人、主要负责人、直接负责的主管人员和其他责任人员终身禁止从事药品生产经营活动。

第一百四十二条 药品上市许可持有人、药品生产企业、药品经营企业的负责人、采购人员等有关人员在药品购销中收受其他药品上市许可持有人、药品生产企业、药品经营企业或者代理人给予的财物或者其他不正当利益的，没收违法所得，依法给予处罚；情节严重的，五年内禁止从事药品生产经营活动。

医疗机构的负责人、药品采购人员、医师、药师等有关人员收受药品上市许可持有人、药品生产企业、药品经营企业或者代理人给予的财物或者其他不正当利益的，由卫生健康主管部门或者本单位给予处分，没收违法所得；情节严重的，还应当吊销其执业证书。

第一百四十三条 违反本法规定，编造、散布虚假药品安全信息，构成违反治安管理行为的，由公安机关依法给予治安管理处罚。

第一百四十四条 药品上市许可持有人、药品生产企业、药品经营企业或者医疗机构违反本法规定，给用药者造成损害的，依法承担赔偿责任。

因药品质量问题受到损害的，受害人可以向药品上市许可持有人、药品生产企业请求赔偿损失，也可以向药品经营企业、医疗机构请求赔偿损失。接到受害人赔偿请求的，应当实行首负责任制，先行赔付；先行赔付后，可以依法追偿。

生产假药、劣药或者明知是假药、劣药仍然销售、使用的，受害人或者其近亲属除请求赔偿损失外,还可以请求支付价款十倍或者损失三倍的赔偿金;增加赔偿的金额不足一千元的,为一千元。

第一百四十五条 药品监督管理部门或者其设置、指定的药品专业技术机构参与药品生产经营活动的,由其上级主管机关责令改正,没收违法收入;情节严重的,对直接负责的主管人员和其他直接责任人员依法给予处分。

药品监督管理部门或者其设置、指定的药品专业技术机构的工作人员参与药品生产经营活动的,依法给予处分。

第一百四十六条 药品监督管理部门或者其设置、指定的药品检验机构在药品监督检验中违法收取检验费用的,由政府有关部门责令退还,对直接负责的主管人员和其他直接责任人员依法给予处分;情节严重的,撤销其检验资格。

第一百四十七条 违反本法规定,药品监督管理部门有下列行为之一的,应当撤销相关许可,对直接负责的主管人员和其他直接责任人员依法给予处分:

(一) 不符合条件而批准进行药物临床试验;

(二) 对不符合条件的药品颁发药品注册证书;

(三) 对不符合条件的单位颁发药品生产许可证、药品经营许可证或者医疗机构制剂许可证。

第一百四十八条 违反本法规定,县级以上地方人民政府有下列行为之一的,对直接负责的主管人员和其他直接责任人员给予记过或者记大过处分;情节严重的,给予降级、撤职或者开除处分:

(一) 瞒报、谎报、缓报、漏报药品安全事件;

(二) 未及时消除区域性重大药品安全隐患,造成本行政区域内发生特别重大药品安全事件,或者连续发生重大药品安全事件;

(三) 履行职责不力,造成严重不良影响或者重大损失。

第一百四十九条 违反本法规定,药品监督管理等部门有下列行为之一的,对直接负责的主管人员和其他直接责任人员给予记过或者记大过处分;情节较重的,给予降级或者撤职处分;情节严重的,给予开除处分:

(一) 瞒报、谎报、缓报、漏报药品安全事件;

(二) 对发现的药品安全违法行为未及时查处;

(三) 未及时发现药品安全系统性风险,或者未及时消除监督管理区域内药品安全隐患,造成严重影响;

(四) 其他不履行药品监督管理职责,造成严重不良影响或者重大损失。

第一百五十条 药品监督管理人员滥用职权、徇私舞弊、玩忽职守的,依法给予处分。

查处假药、劣药违法行为有失职、渎职行为的,对药品监督管理部门直接负责的主管人员和其他直接责任人员依法从重给予处分。

第一百五十一条 本章规定的货值金额以违法生产、销售药品的标价计算;没有标价的,按照同类药品的市场价格计算。

第十二章 附 则

第一百五十二条 中药材种植、采集和饲养的管理,依照有关法律、法规的规定执行。

第一百五十三条 地区性民间习用药材的管理办法,由国务院药品监督管理部门会同国务院中医药主管部门制定。

第一百五十四条 中国人民解放军和中国人民武装警察部队执行本法的具体办法,由国务院、中央军事委员会依据本法制定。

第一百五十五条 本法自 2019 年 12 月 1 日起施行。

附录二　处方管理办法

（卫生部令第 53 号）

《处方管理办法》已于 2006 年 11 月 27 日经卫生部部务会议讨论通过，现予发布，自 2007 年 5 月 1 日起施行。

部长　高强

二〇〇七年二月十四日

处方管理办法

第一章　总　则

第一条　为规范处方管理，提高处方质量，促进合理用药，保障医疗安全，根据《执业医师法》《药品管理法》《医疗机构管理条例》《麻醉药品和精神药品管理条例》等有关法律、法规，制定本办法。

第二条　本办法所称处方，是指由注册的执业医师和执业助理医师（以下简称医师）在诊疗活动中为患者开具的、由取得药学专业技术职务任职资格的药学专业技术人员（以下简称药师）审核、调配、核对，并作为患者用药凭证的医疗文书。处方包括医疗机构病区用药医嘱单。

本办法适用于与处方开具、调剂、保管相关的医疗机构及其人员。

第三条　卫生部负责全国处方开具、调剂、保管相关工作的监督管理。

县级以上地方卫生行政部门负责本行政区域内处方开具、调剂、保管相关工作的监督管理。

第四条　医师开具处方和药师调剂处方应当遵循安全、有效、经济的原则。

处方药应当凭医师处方销售、调剂和使用。

第二章　处方管理的一般规定

第五条　处方标准（附件 1）由卫生部统一规定，处方格式由省、自治区、直辖市卫生行政部门（以下简称省级卫生行政部门）统一制定，处方由医疗机构按照规定的标准和格式印制。

第六条　处方书写应当符合下列规则：

（一）患者一般情况、临床诊断填写清晰、完整，并与病历记载相一致。

（二）每张处方限于一名患者的用药。

（三）字迹清楚，不得涂改；如需修改，应当在修改处签名并注明修改日期。

（四）药品名称应当使用规范的中文名称书写，没有中文名称的可以使用规范的英文名称书写；医疗机构或者医师、药师不得自行编制药品缩写名称或者使用代号；书写药品名称、剂量、规格、用法、用量要准确规范,药品用法可用规范的中文、英文、拉丁文或者缩写体书写,但不得使用"遵医嘱""自用"等含糊不清字句。

(五)患者年龄应当填写实足年龄,新生儿、婴幼儿写日、月龄,必要时要注明体重。

(六)西药和中成药可以分别开具处方,也可以开具一张处方,中药饮片应当单独开具处方。

(七)开具西药、中成药处方,每一种药品应当另起一行,每张处方不得超过5种药品。

(八)中药饮片处方的书写,一般应当按照"君、臣、佐、使"的顺序排列;调剂、煎煮的特殊要求注明在药品右上方,并加括号,如布包、先煎、后下等;对饮片的产地、炮制有特殊要求的,应当在药品名称之前写明。

(九)药品用法用量应当按照药品说明书规定的常规用法用量使用,特殊情况需要超剂量使用时,应当注明原因并再次签名。

(十)除特殊情况外,应当注明临床诊断。

(十一)开具处方后的空白处划一斜线以示处方完毕。

(十二)处方医师的签名式样和专用签章应当与院内药学部门留样备查的式样相一致,不得任意改动,否则应当重新登记留样备案。

第七条 药品剂量与数量用阿拉伯数字书写。剂量应当使用法定剂量单位:重量以克(g)、毫克(mg)、微克(μg)、纳克(ng)为单位;容量以升(L)、毫升(ml)为单位;国际单位(IU)、单位(U);中药饮片以克(g)为单位。

片剂、丸剂、胶囊剂、颗粒剂分别以片、丸、粒、袋为单位;溶液剂以支、瓶为单位;软膏及乳膏剂以支、盒为单位;注射剂以支、瓶为单位,应当注明含量;中药饮片以剂为单位。

第三章 处方权的获得

第八条 经注册的执业医师在执业地点取得相应的处方权。

经注册的执业助理医师在医疗机构开具的处方,应当经所在执业地点执业医师签名或加盖专用签章后方有效。

第九条 经注册的执业助理医师在乡、民族乡、镇、村的医疗机构独立从事一般的执业活动,可以在注册的执业地点取得相应的处方权。

第十条 医师应当在注册的医疗机构签名留样或者专用签章备案后,方可开具处方。

第十一条 医疗机构应当按照有关规定,对本机构执业医师和药师进行麻醉药品和精神药品使用知识和规范化管理的培训。执业医师经考核合格后取得麻醉药品和第一类精神药品的处方权,药师经考核合格后取得麻醉药品和第一类精神药品调剂资格。

医师取得麻醉药品和第一类精神药品处方权后,方可在本机构开具麻醉药品和第一类精神药品处方,但不得为自己开具该类药品处方。药师取得麻醉药品和第一类精神药品调剂资格后,方可在本机构调剂麻醉药品和第一类精神药品。

第十二条 试用期人员开具处方,应当经所在医疗机构有处方权的执业医师审核、并签名或加盖专用签章后方有效。

第十三条　进修医师由接收进修的医疗机构对其胜任本专业工作的实际情况进行认定后授予相应的处方权。

第四章　处方的开具

第十四条　医师应当根据医疗、预防、保健需要,按照诊疗规范、药品说明书中的药品适应证、药理作用、用法、用量、禁忌、不良反应和注意事项等开具处方。

开具医疗用毒性药品、放射性药品的处方应当严格遵守有关法律、法规和规章的规定。

第十五条　医疗机构应当根据本机构性质、功能、任务,制定药品处方集。

第十六条　医疗机构应当按照经药品监督管理部门批准并公布的药品通用名称购进药品。同一通用名称药品的品种,注射剂型和口服剂型各不得超过 2 种,处方组成类同的复方制剂 1~2 种。因特殊诊疗需要使用其他剂型和剂量规格药品的情况除外。

第十七条　医师开具处方应当使用经药品监督管理部门批准并公布的药品通用名称、新活性化合物的专利药品名称和复方制剂药品名称。

医师开具院内制剂处方时应当使用经省级卫生行政部门审核、药品监督管理部门批准的名称。

医师可以使用由卫生部公布的药品习惯名称开具处方。

第十八条　处方开具当日有效。特殊情况下需延长有效期的,由开具处方的医师注明有效期限,但有效期最长不得超过 3 天。

第十九条　处方一般不得超过 7 日用量;急诊处方一般不得超过 3 日用量;对于某些慢性病、老年病或特殊情况,处方用量可适当延长,但医师应当注明理由。

医疗用毒性药品、放射性药品的处方用量应当严格按照国家有关规定执行。

第二十条　医师应当按照卫生部制定的麻醉药品和精神药品临床应用指导原则,开具麻醉药品、第一类精神药品处方。

第二十一条　门(急)诊癌症疼痛患者和中、重度慢性疼痛患者需长期使用麻醉药品和第一类精神药品的,首诊医师应当亲自诊查患者,建立相应的病历,要求其签署《知情同意书》。

病历中应当留存下列材料复印件:

(一)二级以上医院开具的诊断证明;

(二)患者户籍簿、身份证或者其他相关有效身份证明文件;

(三)为患者代办人员身份证明文件。

第二十二条　除需长期使用麻醉药品和第一类精神药品的门(急)诊癌症疼痛患者和中、重度慢性疼痛患者外,麻醉药品注射剂仅限于医疗机构内使用。

第二十三条　为门(急)诊患者开具的麻醉药品注射剂,每张处方为一次常用量;控缓释制剂,每张处方不得超过 7 日常用量;其他剂型,每张处方不得超过 3 日常用量。

第一类精神药品注射剂,每张处方为一次常用量;控缓释制剂,每张处方不得超过 7 日常用量;其他剂型,每张处方不得超过3日常用量。哌醋甲酯用于治疗儿童多动症时,每张处方不得超过15日常用量。

第二类精神药品一般每张处方不得超过7日常用量;对于慢性病或某些特殊情况的患者,处方用量可以适当延长,医师应当注明理由。

第二十四条 为门(急)诊癌症疼痛患者和中、重度慢性疼痛患者开具的麻醉药品、第一类精神药品注射剂,每张处方不得超过3日常用量;控缓释制剂,每张处方不得超过15日常用量;其他剂型,每张处方不得超过7日常用量。

第二十五条 为住院患者开具的麻醉药品和第一类精神药品处方应当逐日开具,每张处方为1日常用量。

第二十六条 对于需要特别加强管制的麻醉药品,盐酸二氢埃托啡处方为一次常用量,仅限于二级以上医院内使用;盐酸哌替啶处方为一次常用量,仅限于医疗机构内使用。

第二十七条 医疗机构应当要求长期使用麻醉药品和第一类精神药品的门(急)诊癌症患者和中、重度慢性疼痛患者,每3个月复诊或者随诊一次。

第二十八条 医师利用计算机开具、传递普通处方时,应当同时打印出纸质处方,其格式与手写处方一致;打印的纸质处方经签名或者加盖签章后有效。药师核发药品时,应当核对打印的纸质处方,无误后发给药品,并将打印的纸质处方与计算机传递处方同时收存备查。

第五章 处方的调剂

第二十九条 取得药学专业技术职务任职资格的人员方可从事处方调剂工作。

第三十条 药师在执业的医疗机构取得处方调剂资格。药师签名或者专用签章式样应当在本机构留样备查。

第三十一条 具有药师以上专业技术职务任职资格的人员负责处方审核、评估、核对、发药以及安全用药指导;药士从事处方调配工作。

第三十二条 药师应当凭医师处方调剂处方药品,非经医师处方不得调剂。

第三十三条 药师应当按照操作规程调剂处方药品:认真审核处方,准确调配药品,正确书写药袋或粘贴标签,注明患者姓名和药品名称、用法、用量,包装;向患者交付药品时,按照药品说明书或者处方用法,进行用药交待与指导,包括每种药品的用法、用量、注意事项等。

第三十四条 药师应当认真逐项检查处方前记、正文和后记书写是否清晰、完整,并确认处方的合法性。

第三十五条 药师应当对处方用药适宜性进行审核,审核内容包括:

(一)规定必须做皮试的药品,处方医师是否注明过敏试验及结果的判定;

(二)处方用药与临床诊断的相符性;

(三)剂量、用法的正确性;

(四)选用剂型与给药途径的合理性;

(五)是否有重复给药现象;

（六）是否有潜在临床意义的药物相互作用和配伍禁忌；

（七）其他用药不适宜情况。

第三十六条　药师经处方审核后，认为存在用药不适宜时，应当告知处方医师，请其确认或者重新开具处方。

药师发现严重不合理用药或者用药错误，应当拒绝调剂，及时告知处方医师，并应当记录，按照有关规定报告。

第三十七条　药师调剂处方时必须做到"四查十对"：查处方，对科别、姓名、年龄；查药品，对药名、剂型、规格、数量；查配伍禁忌，对药品性状、用法用量；查用药合理性，对临床诊断。

第三十八条　药师在完成处方调剂后，应当在处方上签名或者加盖专用签章。

第三十九条　药师应当对麻醉药品和第一类精神药品处方，按年月日逐日编制顺序号。

第四十条　药师对于不规范处方或者不能判定其合法性的处方，不得调剂。

第四十一条　医疗机构应当将本机构基本用药供应目录内同类药品相关信息告知患者。

第四十二条　除麻醉药品、精神药品、医疗用毒性药品和儿科处方外，医疗机构不得限制门诊就诊人员持处方到药品零售企业购药。

第六章　监督管理

第四十三条　医疗机构应当加强对本机构处方开具、调剂和保管的管理。

第四十四条　医疗机构应当建立处方点评制度，填写处方评价表（附件2），对处方实施动态监测及超常预警，登记并通报不合理处方，对不合理用药及时予以干预。

第四十五条　医疗机构应当对出现超常处方3次以上且无正当理由的医师提出警告，限制其处方权；限制处方权后，仍连续2次以上出现超常处方且无正当理由的，取消其处方权。

第四十六条　医师出现下列情形之一的，处方权由其所在医疗机构予以取消：

（一）被责令暂停执业；

（二）考核不合格离岗培训期间；

（三）被注销、吊销执业证书；

（四）不按照规定开具处方，造成严重后果的；

（五）不按照规定使用药品，造成严重后果的；

（六）因开具处方牟取私利。

第四十七条　未取得处方权的人员及被取消处方权的医师不得开具处方。未取得麻醉药品和第一类精神药品处方资格的医师不得开具麻醉药品和第一类精神药品处方。

第四十八条　除治疗需要外，医师不得开具麻醉药品、精神药品、医疗用毒性药品和放射性药品处方。

第四十九条　未取得药学专业技术职务任职资格的人员不得从事处方调剂工作。

第五十条　处方由调剂处方药品的医疗机构妥善保存。普通处方、急诊处方、儿科处方保存期限为1年，医疗用毒性药品、第二类精神药品处方保存期限为2年，麻醉药品和第一类精神

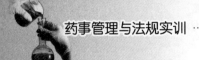

药品处方保存期限为3年。

处方保存期满后,经医疗机构主要负责人批准、登记备案,方可销毁。

第五十一条 医疗机构应当根据麻醉药品和精神药品处方开具情况,按照麻醉药品和精神药品品种、规格对其消耗量进行专册登记,登记内容包括发药日期、患者姓名、用药数量。专册保存期限为3年。

第五十二条 县级以上地方卫生行政部门应当定期对本行政区域内医疗机构处方管理情况进行监督检查。

县级以上卫生行政部门在对医疗机构实施监督管理过程中,发现医师出现本办法第四十六条规定情形的,应当责令医疗机构取消医师处方权。

第五十三条 卫生行政部门的工作人员依法对医疗机构处方管理情况进行监督检查时,应当出示证件;被检查的医疗机构应当予以配合,如实反映情况,提供必要的资料,不得拒绝、阻碍、隐瞒。

第七章 法律责任

第五十四条 医疗机构有下列情形之一的,由县级以上卫生行政部门按照《医疗机构管理条例》第四十八条的规定,责令限期改正,并可处以5000元以下的罚款;情节严重的,吊销其《医疗机构执业许可证》:

(一)使用未取得处方权的人员、被取消处方权的医师开具处方的;

(二)使用未取得麻醉药品和第一类精神药品处方资格的医师开具麻醉药品和第一类精神药品处方的;

(三)使用未取得药学专业技术职务任职资格的人员从事处方调剂工作的。

第五十五条 医疗机构未按照规定保管麻醉药品和精神药品处方,或者未依照规定进行专册登记的,按照《麻醉药品和精神药品管理条例》第七十二条的规定,由设区的市级卫生行政部门责令限期改正,给予警告;逾期不改正的,处5000元以上1万元以下的罚款;情节严重的,吊销其印鉴卡;对直接负责的主管人员和其他直接责任人员,依法给予降级、撤职、开除的处分。

第五十六条 医师和药师出现下列情形之一的,由县级以上卫生行政部门按照《麻醉药品和精神药品管理条例》第七十三条的规定予以处罚:

(一)未取得麻醉药品和第一类精神药品处方资格的医师擅自开具麻醉药品和第一类精神药品处方的;

(二)具有麻醉药品和第一类精神药品处方医师未按照规定开具麻醉药品和第一类精神药品处方,或者未按照卫生部制定的麻醉药品和精神药品临床应用指导原则使用麻醉药品和第一类精神药品的;

(三)药师未按照规定调剂麻醉药品、精神药品处方的。

第五十七条 医师出现下列情形之一的,按照《执业医师法》第三十七条的规定,由县级以上卫生行政部门给予警告或者责令暂停六个月以上一年以下执业活动;情节严重的,吊销其执业证书：

（一）未取得处方权或者被取消处方权后开具药品处方的；

（二）未按照本办法规定开具药品处方的；

（三）违反本办法其他规定的。

第五十八条　药师未按照规定调剂处方药品，情节严重的，由县级以上卫生行政部门责令改正、通报批评，给予警告；并由所在医疗机构或者其上级单位给予纪律处分。

第五十九条　县级以上地方卫生行政部门未按照本办法规定履行监管职责的，由上级卫生行政部门责令改正。

第八章　附　则

第六十条　乡村医生按照《乡村医生从业管理条例》的规定，在省级卫生行政部门制定的乡村医生基本用药目录范围内开具药品处方。

第六十一条　本办法所称药学专业技术人员，是指按照卫生部《卫生技术人员职务试行条例》规定，取得药学专业技术职务任职资格人员，包括主任药师、副主任药师、主管药师、药师、药士。

第六十二条　本办法所称医疗机构，是指按照《医疗机构管理条例》批准登记的从事疾病诊断、治疗活动的医院、社区卫生服务中心（站）、妇幼保健院、卫生院、疗养院、门诊部、诊所、卫生室（所）、急救中心（站）、专科疾病防治院（所、站）以及护理院（站）等医疗机构。

第六十三条　本办法自 2007 年 5 月 1 日起施行。《处方管理办法（试行）》（卫医发〔2004〕269 号）和《麻醉药品、精神药品处方管理规定》（卫医法〔2005〕436 号）同时废止。

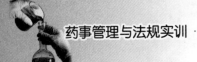

实 训 大 纲

安徽医学高等专科学校　杨冬梅

　　《药事管理与法规》是高职高专教育药学类、食品药品管理类、药品制造类专业的必修的一门重要的专业课程,课程主要内容包括药事组织、药品监督管理、药品注册、生产、经营、使用、信息、价格和广告等方面的管理。

　　本实训教材围绕《药事管理与法规》各知识模块编写,供全国高职高专药学类、食品药品管理类、药品制造类专业使用,总学时38学时,各学校可根据专业培养目标、专业知识结构需要、职业技能要求及学校教学条件自行调整或选择实训项目。

一、实训目标

　　实训目标分三个层次。掌握:使学生熟练运用药事管理和法规专业知识,能够综合分析和解决药学实践中的实际问题;学会:使学生能根据所学知识,应用所学专业技能;了解:拓展专业知识点,能够发现问题,作出是非判断并做出分析。

二、实训内容

　　1. 实训目的　通过项目实训,明确实训目的,达到实训目标。

　　2. 实训相关知识　通过熟悉相关专业知识或参照相关实训体例,以便顺利开展实训。

　　3. 实训所需　包括实训专业资料、专业刊物、网络资源、实训场所和实训用具等。

　　4. 实训要点　分为实训安排和实训注意,包括实训方法、实训步骤、实训要求和实训注意事项等。

三、知识拓展

　　为相关专业知识,进一步拓展专业知识点和专业思路。

四、实训考核评分标准

　　对实训进行细化考核。

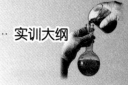

五、实训项目和参考学时分配

项目号	实训项目	参考学时
一	总结上一年度我国药事管理工作重大事件	2
二	参观药品监督管理部门或药品检验机构	2
三	填写药品注册申请表	2
四	参观符合 GMP 药品生产车间	2
五	OTC 药品调研	4
六	药品召回过程演练	2
七	执业药师现状调研	2
八	编写《药讯》	2
九	门诊处方点评	2
十	门诊药品调配	2
十一	静脉用药集中调配	2
十二	药品不良反应/事件报告表填写	2
十三	"真爱生命　远离毒品"主题演讲	2
十四	药品标签和说明书实例讨论分析	2
十五	药品广告批准文号的审批	2
十六	药品通用名、药品商品名及药品注册商标的调研	2
十七	药品典型案例分析	4
合计		38

2020 年 3 月 5 日

主要参考文献

［1］李洁玉,杨冬梅,卞晓霞.药事管理与法规［M］.北京:高等教育出版社,2019.

［2］万仁甫.药事管理与法规［M］.3版.北京:人民卫生出版社,2018.

［3］杨世民.药事管理学［M］.6版.北京:人民卫生出版社,2016.

［4］国家食品药品监督管理总局执业药师资格认证中心.药事管理与法规［M］.北京:中国医药科技出版社,2018.

［5］http://www.nhc.gov.cn.

［6］http://www.nmpa.gov.cn.